Wolf C. Ebner / Andreas Christiansen

Akupressur wirkt sofort

Wolf C. Ebner · Andrea Christiansen

Akupressur
wirkt sofort

IRISIANA

Die Inhalte des Buches wurden von den Verfassern nach bestem Wissen erstellt und mit größtmöglicher Sorgfalt geprüft. Sie bieten jedoch keinen Ersatz für eine kompetente medizinische Beratung. Weder Autoren noch Verlag können für eventuelle Nachteile oder Schäden, die aus den im Buch gegebenen Hinweisen resultieren, eine Haftung übernehmen.

Bibliografische Information der Deutschen Bibliothek:
Die Deutsche Bibliothek verzeichnet diese Publikation in der Deutschen Nationalbibliografie; detaillierte bibliografische Daten sind im Internet unter http://dnb.ddb.de abrufbar.

Umschlaggestaltung: Weiss / Zembsch / Partner, Werkstatt München
unter Verwendung eines Motivs von Christiane Vey/Fotoagentur Jump
Illustrationen: Weiss / Zembsch / Partner, Werkstatt München
Satz: EDV-Fotosatz Huber/Verlagsservice G. Pfeifer, Germering
Druck und Bindung: Kessler Druck + Medien, Bobingen
Printed in Germany

ISBN 978-3-7205-5056-7

Inhalt

Vorwort

Als Wolf C. Ebner vor gut zwanzig Jahren seine Erfahrungen mit der Akupressur in dieses umfangreiche Buch fließen ließ, ahnte niemand, wie überaus erfolgreich der Weg der Akupressur bei uns im Westen werden würde. Auch jetzt, zwanzig Jahre später, erfreut sich die Akupressur großer Beliebtheit.

Besonders in den USA haben sich interessante neue Formen der Behandlung entwickelt, aber auch aus Japan kommen informative Ergänzungen. Akupressur ist äußerst vielseitig einsetzbar und aufgrund seiner schmerzarmen und einfachen Anwendung fast zu jeder Zeit und an jedem Ort von Nutzen.

In meiner Praxis wende ich häufig Akupressur in ihren unterschiedlichen Formen mit Erfolg an. Ich habe dabei festgestellt, dass die innere Hinwendung des Patienten zum Schmerzareal oder zu seinem Problem während der Behandlung den Erfolg erhöht. Ein Klopfen, Pressen, Reiben oder Massieren bei geistiger Abwesenheit des Patienten ist weit weniger erfolgreich.

Auch das Hinterfragen der Ursache, z. B. berufliche Überlastung bei Kopfschmerz, kann den Behandlungserfolg verbessern.

Ich freue mich daher, Ihnen dieses Buch nun in einer aktuellen Bearbeitung ans Herz und in die Hände legen zu dürfen.

Ihre
Andrea Christiansen

Was ist Akupressur?

Tut Ihnen manchmal der Rücken vom langen, verkrampften Sitzen, vom Heben, Tragen oder Bücken so weh, dass Sie nicht mehr wissen, wie Sie sich drehen und wenden sollen? Sicherlich fassen Sie sich dann unwillkürlich – Schmerz, lass nach! – ins Kreuz, als ob Sie es abstützen wollten. Mit dieser Geste sind Sie, ohne es vielleicht zu wissen, genau auf dem richtigen Wege der Schmerzlinderung, denn links und rechts neben Ihrem Gesäß liegen zwei Punkte, die schon im alten China als Heilpunkte bei Rückenschmerzen bekannt waren.

Akupressur, frei übersetzt: Heilung durch Fingerdruck, nennt sich die Behandlung, bei der durch Drücken, Beklopfen oder Massage eines oder mehrerer Punkte auf der Körperoberfläche Beschwerden gelindert, Schmerzen beseitigt und chronische Krankheiten in ihrer Heilung günstig beeinflusst werden.

Auch heute noch ist die *Akupressur* in China – dort *Tuina* oder *An-Mo* genannt – ein fester Bestandteil der Medizin. Bereits Schulkinder lernen, welche Punkte sie gegen Konzentrationsschwäche, Schnupfen oder Müdigkeit massieren oder drücken müssen, und in Büros und Fabriken hängen Plakate, auf denen gezeigt wird, wie man sich von Kopfschmerzen, Nervosität, Wetterfühligkeit und vielen anderen Beschwerden befreien kann. Die Akupressur ist über 5000 Jahre alt. Inzwischen hat sie auch in Europa ihren Siegeszug angetreten. Diese Art der Behandlung körperlicher Unpässlichkeiten verdankt ihren Erfolg der Tatsache, dass man

- keine Medikamente schlucken muss,
- sie selbst zur Erleichterung der Beschwerden anwenden und
- überall selbst praktizieren kann.

Genauso wie die Akupunktur, basiert die Akupressur auf der Funktion der Meridiane unseres Körpers. Diese Meridiane sind Energiebahnen, die sich inzwischen sogar durch Thermoaufnahmen sichtbar machen lassen. Ist eine dieser Bahnen (oder auch mehrere) blockiert, kommt es zu körperlichen Beschwerden wie z. B. Schmerzen. Auch ein Schlag kann eine solche Störung auslösen. Doch eine gezielte Punktbehandlung kann die Blockade aufheben und den harmonischen Fluss der Energien wiederherstellen.

Ein weiterer Pluspunkt: Die Akupressur ermöglicht es jedem Laien, Schmerzen oder Beschwerden zu lindern. Dabei werden bestimmte Punkte am Körper

- mit einer oder mehreren Fingerkuppen beklopft oder mit den Fingern gedrückt oder massiert.

Dieses Buch zeigt Ihnen, wie Sie mit wenigen gezielten Behandlungspunkten schnell zu einer Verringerung oder Auflösung Ihrer Beschwerden gelangen.

Bitte beachten Sie: Nicht alle Erkrankungen lassen sich mit Akupressur heilen. Eine bakterielle Erkrankung oder gar Knochenbrüche bedürfen der fachärztlichen Behandlung, selbst wenn Sie durch Ihre Behandlung eine Schmerzlinderung erreichen.

Beachten Sie bitte auch folgende Hinweise:

- Waschen Sie vor der Akupressur die Hände in lauwarmem Wasser und kneten Sie sie anschließend leicht durch. Das erhöht die Empfindsamkeit der Finger.
- Behandeln Sie ausschließlich die genannten Punkte!
- Verlieren Sie nicht die Geduld! Manche Behandlungen müssen regelmäßig wiederholt werden, um den erwünschten Erfolg zu bringen.

Zur Lage der Punkte:

In unserem Körper treten alle Meridiane (Energiebahnen), auf denen die Akupressurpunkte liegen paarweise auf. Ausgenommen sind das Konzeptionsgefäß, welches in der Mitte der Körpervorderseite verläuft und auf dem Kinn endet, so wie das Lenkergefäß, welches mittig der Körperrückseite über das Schädeldach und das Gesicht verläuft, und unter der Oberlippe endet.

Alle Punkte der organbezogenen Meridiane befinden sich also jeweils rechts UND links der Mittellinie, sind also doppelt vorhanden. Wir behandeln immer beide Körperseiten, wenn möglich gemeinsam.

Angina pectoris

Wenn das Herz verkrampft

Angina Pectoris äußert sich mit starken, infarktähnlichen Schmerzen, die allerdings von kürzerer Dauer sind und nicht so sehr von Angstgefühlen begleitet werden und ohne ausgeprägte Symptome einer Kreislaufschwäche verlaufen. Die Angina pectoris ist eigentlich ein »Sammeltopf« für akute Herzschmerzen, deren Ursachen verschieden sind.

Solche Herzanfälle können auch die Vorboten eines drohenden Infarktes sein. Sie werden durch eine vorübergehende Sauerstoffnot des Herzens ausgelöst und können ausgesprochen schmerzhaft sein.

Weil bei einer Angina pectoris die Muskeln gar nicht oder nur wenig zerstört werden, sind auch die Diagnosen zuweilen recht schwierig. Sie sollten diese Erkrankung jedoch ernst nehmen. Sie kann ein »Angstschrei« des Herzens sein!

Körperliche und seelische Belastung sowie zu üppige Mahlzeiten können einen Anfall auslösen. Da die Beschwerden oft schnell wieder aufhören, wird die Krankheit leicht bagatellisiert.

Wenn Sie eine Herzenge oder Schmerzen spüren, ist ein Arztbesuch unbedingt erforderlich! Nur so kann ein echter Herzinfarkt ausgeschlossen werden.

Sie können sich durch Akupressur Linderung verschaffen, bevor Sie sich in ärztliche Behandlung begeben.

Angina pectoris

Auf der Innenfläche des Unterarms, zwei Finger breit unterhalb des Handansatzes auf einer gedachten Verlängerungslinie zum kleinen Finger, befindet sich der erste Punkt (HE 6). Diesen Punkt massieren Sie kräfig mit dem Daumen. Streichen Sie dabei den Arm hinauf.

Der nächste Punkt befindet sich an der dem Ringfinger zugeneigten Seite Ihres linken kleinen Fingers an der Nagelfalz (H 9). Dort klopfen oder drücken Sie einige Minuten kräftig.

Ein weiterer Punkt befindet sich zwei Finger breit unterhalb des Brustbeinfortsatzes (KG 14). Legen Sie Zeige- und Mittelfinger auf diese Stelle und massieren Sie ganz sanft aufwärts.

Atmen Sie dabei tief und gleichmäßig. Achten Sie darauf, auch wieder tief auszuatmen.

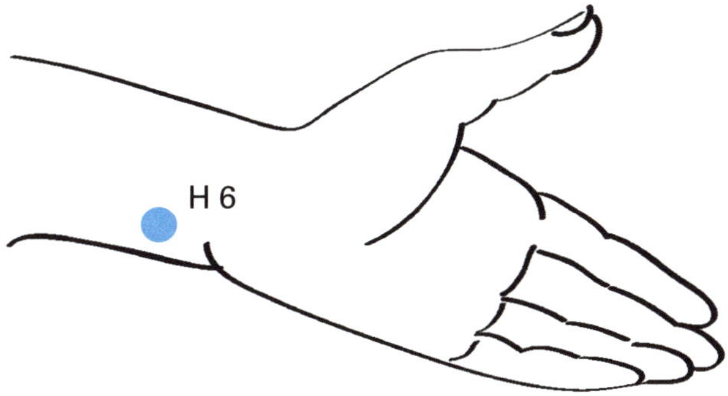
H 6

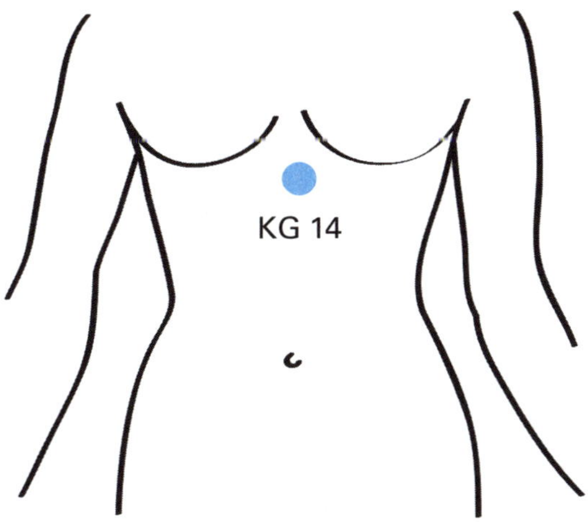
KG 14

Appetitlosigkeit

Wenn die Lust zum Essen fehlt

Appetitlosigkeit kann vielerlei Ursachen haben. Stress, emotionale Überlastung oder Angst vor Aufgaben und Fragen, mit denen man nicht fertig wird, können Ursachen sein. Wer zu viel in sich hineinfrisst, der mag dann tatsächlich nichts mehr zu sich nehmen.

Doch auch unregelmäßige und falsche Ernährung führen zu Appetitlosigkeit. Fühlen Sie länger als zwei Wochen keinen rechten Appetit, ist es ratsam, sich ärztlich untersuchen zu lassen.

Mithilfe der Akupressur lässt sich Appetitlosigkeit behandeln, die auf seelischer Überlastung beruht.

Legen Sie eine Handfläche ganz leicht (!) auf den Magen in die Mitte zwischen Ihrem Bauchnabel und dem unteren Ende des Brustbeins (KG 12). Nun massieren Sie diese Region dreißig Sekunden lang, indem Sie Ihre Hand sehr sanft kreisen lassen. Anschließend verharrt die Hand ruhig auf dieser Region, und nachdem Sie Ihre zweite Hand auf die andere gelegt haben, drücken Sie dreimal hintereinander mittelfest zu. Diese Übung sollten Sie nur einmal am Tag, und zwar morgens im Bett, durchführen.

Den nächsten Punkt gegen Appetitlosigkeit finden Sie auf der Innenseitein der Unterarme, drei Fingerbreit unterhalb des Handgelenks, mittig, in gedachter Verlängerung des Mittelfingers (Pe 6). Diesen massieren Sie zwei Minuten lang mit kräftigem Druck in Richtung Hand. Anschließend erfolgt dasselbe am rechten Unterarm. Nun pressen Sie mit dem Daumennagel der rechten Hand zuerst den Punkt, der sich an der Nagelfalz des linken kleinen Fingers, an der Seite zum Ringfinger befindet (M 9). Drücken Sie ganz kräftig, bis es wehtut! Anschließend wechseln Sie zur anderen Hand.

Führen sie diese Behandlung in der Zeit von 9 bis 11 Uhr vormittags, zwischen 13 und 15 Uhr und zwischen 21 und 23 Uhr aus.

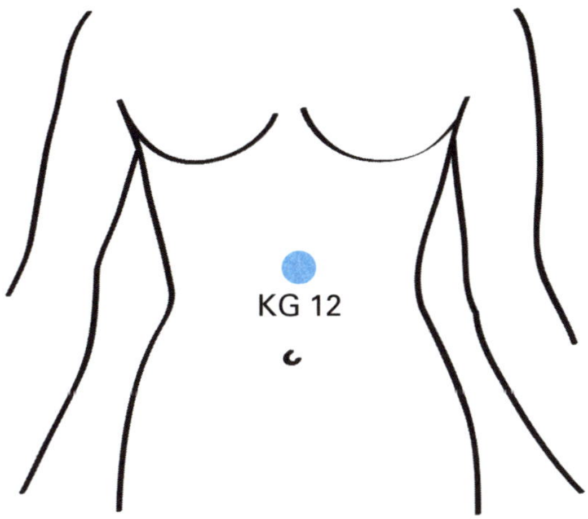

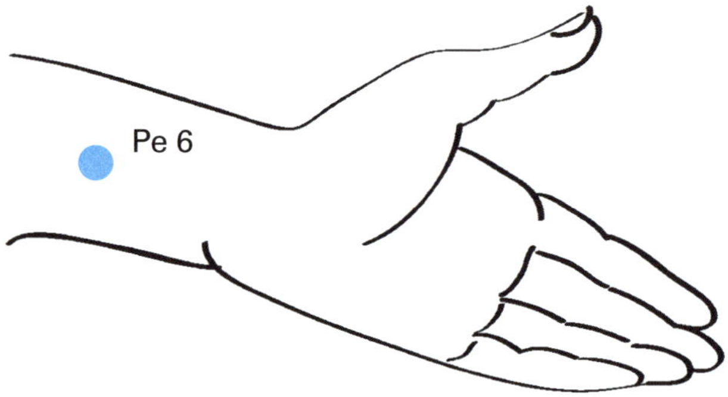
Pe 6

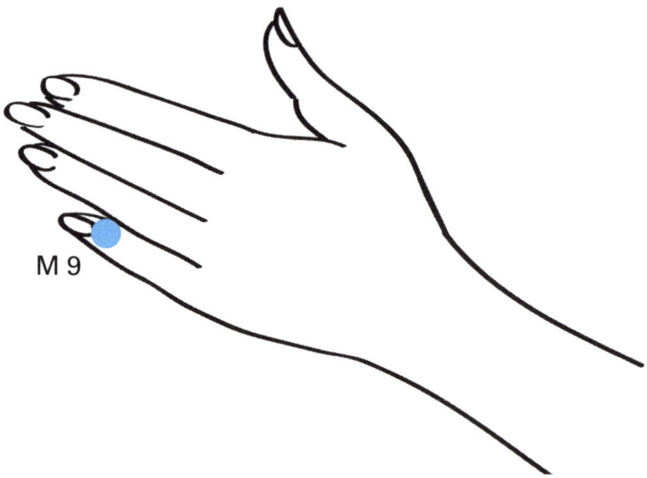
M 9

Asthma

Lindern Sie die Beschwerden

Asthma hat verschiedene Ursachen. Man geht heute von einer Autoimmunerkrankung aus, deren Auslöser sowohl allergisch als auch seelisch bedingt sein kann oder beide Gründe in sich vereint.

Oft gehen einem Anfall Vorboten wie Reizgefühle in Hals und Bronchien oder Beklemmungen voraus. Auch das Gefühl, nicht richtig durchatmen zu können, ist möglich.

Bei einem Astmaanfall ist die Ausatmung behindert, neuer Atem kann nicht geschöpft werden. Im schlimmsten Fall droht der Patient zu ersticken. Daher gehören schwere Asthmaanfälle in ärztliche Behandlung!

Besonders wenn psychische Belastungen die Ursache für Asthmaanfälle sind, kann die Akupressur für Linderung sorgen. Begleitend sollten Sie sich mit Ihren Sorgen und Problemen auseinandersetzen und Lösungswege finden.

Tasten Sie mit den Kuppen der Fingerspitzen auf Ihre Brustmitte, etwas oberhalb der Verbindungslinie zwischen den Brustwarzen. Dort, wo die vierten Rippen am Brustbein angewachsen sind, befindet sich ein Punkt, der sehr empfindlich ist (KG 17). Wenn Sie dort drücken, verspüren Sie einen stechenden Schmerz – und haben genau die richtige Stelle gefunden!

Diesen wichtigsten Punkt sollten Sie nun mit der Kuppe des Mittelfingers lange akupressieren. Dabei wird die Haut gegen das Brustbein hin- und herverschoben. Vorbeugend können Sie diesen Punkt drei- bis fünfmal täglich behandeln, wobei Sie abschließend eine Minute lang fest drücken.

Ein weiterer Akupressurpunkt gegen Asthma befindet sich auf beiden Körperseiten auf dem Oberrand der Schlüsselbeine. Ertasten Sie zuerst den Ansatz des Schlüsselbeins am Brustbein. Tasten Sie nun auf dem Schlüsselbein entlang etwa eine Daumenlänge zur Schulter. Dort, am Obberrand des Schlüsselbeins, liegt der Punkt Ma 12. Behandeln Sie ihn auf beiden Seiten.

Die Haut wird mit kräftigem Druck gegen den Knochen hin- und hergeschoben – bei einem Anfall einige Sekunden lang, zur Vorbeugung täglich drei- bis viermal eine Minute lang. Alternativ können Sie diese Stelle kräftig klopfen.

Darüber hinaus empfiehlt sich, mehrmals täglich die Innenseite der Unterarme, in der gedachten Verlängerung der Ringfinger, großzügig zu klopfen (Lu 6 u. 7, Pe 6).

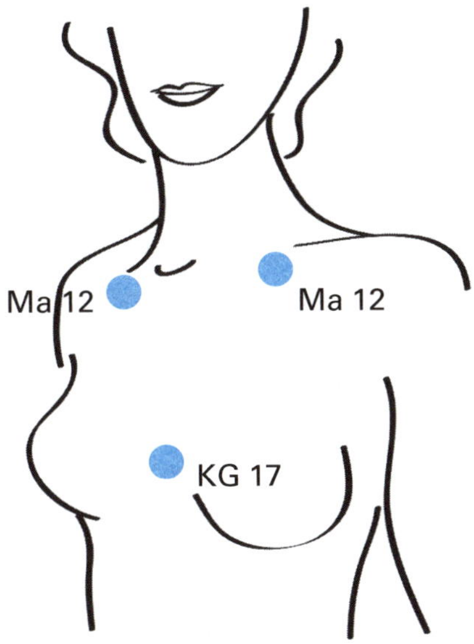
Ma 12
Ma 12
KG 17

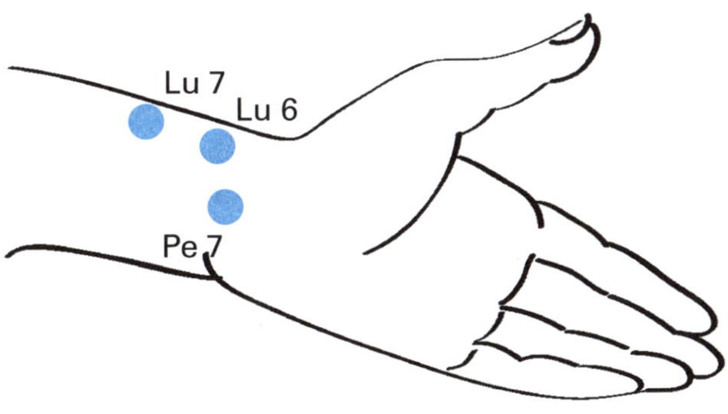
Lu 7
Lu 6
Pe 7

Bauchspeicheldrüse

Die Enzymbildung unterstützen

Die Bauchspeicheldrüse (Pankreas) ist auf das Engste mit der Verdauungstätigkeit verbunden. Sie produziert Enzyme für die Verdauung von Fett, Eiweiß und Zucker, welche in den Zwölffingerdarm abgegeben werden.

Darüber hinaus stellt die Bauchspeicheldrüse Glukagon her, welches die in der Leber gespeicherte Stärke in Zucker aufspaltet, sowie das Hormon Insulin, welches den aus dem Darm aufgenommenen Traubenzucker zu Glykogen aufbaut, um diese Form der Kohlenhydratreserve in der Leber zu speichern. Dadurch wird der Zuckerspiegel des Blutes im Gleichgewicht gehalten.

Wie der Magen, so ist auch die Bauchspeicheldrüse durch besondere Schutzzellen vor Selbstverdauung durch den scharfen Magensaft geschützt. Ein weiterer Schutz ist die Abgabe von Fermenten, die erst im Darm aktiviert werden. Wenn es jedoch durch einen Rückstau oder nach einer sehr fetten Mahlzeit zu einem Übertritt von Verdauungssekreten in die Ausführungsgänge der Bauchspeicheldrüse kommt, kann das eine akute Entzündung zur Folge haben, bei der eine blitzartige Selbstverdauung einsetzt, die schwere Schäden verursacht. Wie eine Kettenreaktion wird neues Verdauungssekret aus den angedauten Drüsen freigesetzt, welches weiteres Gewebe zerstört. Dabei kann nahezu die gesamte Bauchspeicheldrüse verdaut werden – eine schmerzhafte und lebensbedrohliche Situation.

Leidet der Betroffene unter einem Völlegefühl nach den Mahlzeiten, unter Durchfall oder Verstopfung, kann es sich um eine chronische, schleichende Entzündung handeln. Unverträglichkeit gegenüber Süßspeisen, Milch, Fett und Alkohol weisen auf diese Krankheit hin.

Beide Formen der Pankreatitis müssen natürlich vom Arzt behandelt werden. Ist der Patient dann aber wieder gesund, kann er sich durch eine Funktionsanregung der Bauchspeicheldrüse mithilfe der Akupressur vor einem Rückfall schützen.

Die wichtigsten Behandlungspunkte befinden sich an den Füßen, etwa eine Hand breit vor dem Innenknöchel im Fußgewölbe – dort, wo sich der rötliche Hautton ins Weiße verändert (MP 4). Massieren Sie diesen Punkt zuerst am linken Fuß zwei Minuten sehr kräftig mit Zeige- und Mittelfinger, anschließend am rechten Fuß. Diese Übung machen Sie am besten dreimal täglich. Ergänzen Sie durch eine Massage des Punktes MP 5, den Sie direkt am Innennöchel in Richtung der großen Zehe in einer kleinen Kuhle finden. Hier kräftig drücken.

Klopfen Sie dann die Innenseite der Unterschenkel zwischen Wade und Schienbein vom Knöchel aufwärts bis seitlich neben die Kniescheibe sanft mit zwei bis drei Fingern. So stimulieren Sie den Milz-Pankreas-Meridian.

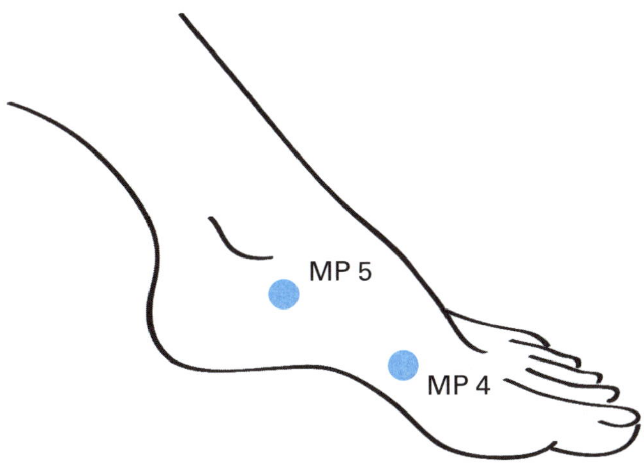

Beinschwere

Wenn die Venen Unterstützung brauchen

Viele Frauen, die den ganzen Tag stehen müssen, leiden unter schweren Beinen. Aber auch Männer bleiben davon nicht verschont. Schuld an diesen Beschwerden sind in den meisten Fällen venöse Stauungen als Folge einer Bindegewebsschwäche. Erstes und deutliches Zeichen einer beginnenden Stauung sind ein Schweregefühl und mitunter auch schon Schmerzen in den Unterschenkeln. Bald darauf schwellen auch die Fußgelenke an, sodass beim Fingerdruck auf die Haut anschließend eine Delle zurückbleibt: ein deutliches Zeichen dafür, dass die Wasseransammlung im Gewebe zugenommen hat, also der Lymphabfluss nicht mehr einwandfrei gewährleistet ist. Hier muss ein Arzt zurate gezogen werden, denn neben der Schwäche des Bindegewebes können auch Schwächungen von Herz oder Nieren zu einem mangelnden Abtransport der Gewebeflüssigkeit beitragen. Durch gründliche Untersuchungen lässt sich ermitteln, ob solche Beschwerden bestehen.

Egal, wie nun die Organbefunde ausfallen – wichtig ist es auf jeden Fall, den Blutfluss in den Venen zu verbessern und durch eine verstärkte Muskelarbeit in den Beinen dafür zu sorgen, dass das Bindegewebe gefestigt wird und die Lymphflüssigkeit besser zirkulieren kann. Die einfachste Maßnahme, den Blutfluss zu verbessern, ist Bewegung. Stellen Sie sich auf die Zehenspitzen und senken Sie sie dann wieder ab. Im Sitzen ziehen Sie die Zehen und die Füße in Richtung Schienbein und strecken dann die Füße lang aus. Mehrmals täglich fünf Minuten. Dies nennt sich »Venenpumpe«. Lagern Sie die Beine hoch und bürsten Sie sie kräftig von den Füßen aus nach oben. Auch Wechselbäder bzw. Wechselduschen der Beine ist hilfreich.

Bei chronischer Bindegewebsschwäche sollten Stützstrumpfhosen getragen werden. Damit wird ein leichter, dauernder Druck auf das Gewebe ausgeübt und so dafür gesorgt, dass Blut und Lymphflüssigkeit besser in Richtung Herz befördert werden und nicht in den Füßen versacken.

Wann immer es Ihnen möglich ist, können Sie Ihre Venen mit etwas Akupressur unterstützen.

Setzen Sie sich auf einen Stuhl und legen Sie Ihre Hände auf die Knie. In den Mulden, wo sich jetzt Ihre Mittelfinger befinden, sind nun jene Punkte, die Sie drei Minuten lang an beiden Beinen gleichzeitig mit kräftigem Druck kreisförmig massieren (Ma 36).

Sind die Beschwerden danach nicht völlig verschwunden, sollten Sie noch zwei Punkte akupressieren, die etwa einen Finger breit unter den Außenknöcheln liegen (B 61). Sie werden diese Stellen sehr schnell entdecken, weil sie recht druckempfindlich sind. Hier müssen Sie kräftig pressen und dabei die Haut kreisförmig massieren, und zwar ebenfalls drei Minuten lang, auch wenn es wehtut. Wenn es Ihnen möglich ist, sollten Sie beide vorgenannten Akupressuren alle zwei Stunden wiederholen. Sehr gut ist es auch, wenn Sie die Übungen schon morgens nach dem Aufstehen zur Vorbeugung machen.

Bei Wadenkrämpfen empfielt sich, drei Finger breit oberhalb Ihrer inneren Fußknöchel zu akupressieren (Le 5). Behandeln Sie diese druckempfindliche Stelle zuerst am linken Fuß, indem Sie mit dem rechten Mittelfinger sehr kräftig drücken und dabei die Haut kreisförmig massieren, anschließend wiederholen Sie dasselbe mit dem linken Mittelfinger am rechten Unterschenkel.

Beinschwere

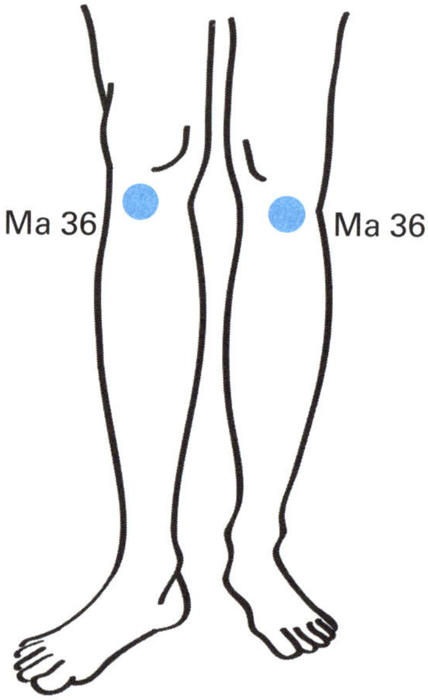

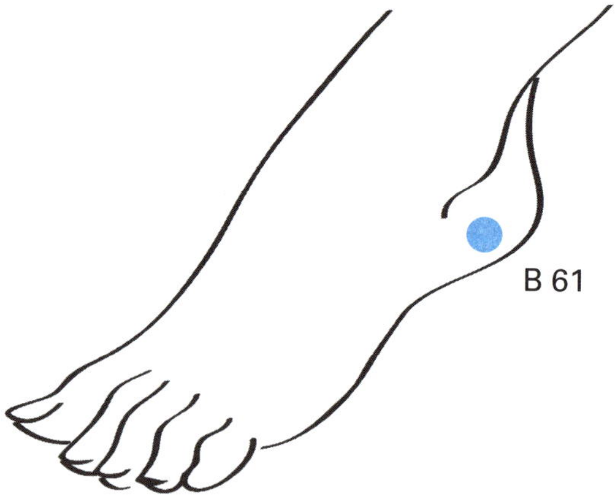

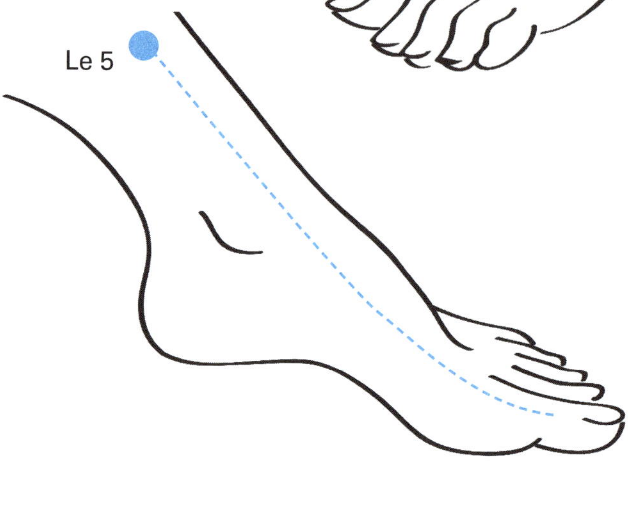

Blähungen

Wenn die Ernährung zum Problem wird

Blähungen entstehen durch Gase, die sich im Darm entwickeln, wenn der Speisebrei nicht richtig verdaut wird. Es gibt viele Ursachen dafür, eine wichtige ist die falsche Ernährung. In der Meinung, sich gutes zu tun, wird zu viel Rohkost zur falschen Zeit gegessen (z. B. abends). Der schwer verdauliche Faserbrei bleibt über Nacht im Darm liegen und beginnt zu gären. Blähungen mit zum Teil heftigen Bauchschmerzen sind die Folge. Auch blähende Nahrungsmittel wie z. B. Kohlgerichte können zu Problemen führen.

Die erste Abhilfe ist, Kümmelkörner zu kauen oder Kümmel-Fenchel-Tee zu trinken. Dies hilft, die Gase aufzulösen.

Essen Sie langsam und kauen Sie alle Speisen gründlich durch. Sorgen Sie für ausreichend Bewegung, um den Darm aktiv zu halten.

Akupressur kann Ihnen in aktuten Fällen Linderung schenken.

Greifen Sie mit dem Daumen der rechten Hand in die Mulde zwischen Daumen und Zeigefinger der linken Hand auf dem Handrücken (Di 4). Akupressieren Sie zuerst die linke Hand drei Minuten lang, anschließend wiederholen Sie dies drei Minuten lang mit der rechten. Diese Behandlung sollten Sie zwei- bis dreimal pro Tag zur Vorbeugung wiederholen.

Möchten Sie mithilfe der Akupressur speziell auf den Dünndarm einwirken, müssen Sie die Handaußenkante behandeln. Etwa drei Finger breit unterhalb des Grundgelenks des kleinen Fingers befindet sich der

Punkt, den Sie ebenfalls massieren sollen (Dü 3) – und zwar Richtung Handgelenk. Drei Minuten lang zuerst an der linken Hand, danach an der rechten – ebenfalls mindestens zweimal pro Tag.

Auch mit einer Akupressur an den Beinen können Sie Ihre Blähungen bekämpfen. Am besten, Sie setzen sich dabei auf einen Stuhl und suchen an beiden Unterschenkeln einen Punkt, der sich etwa acht Finger breit unterhalb der Kniescheibenmitte und zwei Finger breit nach außen befindet (Ma 40). Massieren Sie dort wieder zuerst am linken Bein, anschließend am rechten jeweils nach unten. Auch diese Stellen sollten Sie dreimal täglich drei Minuten lang akupressieren.

TIPP: Blasebalgatmung aus dem Yoga regt den Darm an

Führen Sie die Übung im Stehen oder im Sitzen aus.
Stützen sie die Hände auf den Oberschenkeln ab, während Sie Ihren Körper leicht vorbeugen und dabei gerade strecken. Atmen Sie tief ein, wölben Sie den Bauch dabei bewusst nach außen und dann mit Kraft durch die Nase aus. Ziehen Sie beim Ausatmen die Bauch so stark Sie können ein. Der Ausatmen erzeugt dabei ein Geräusch, das an einen Blasebalg erinnert. Nach einiger Zeit können Sie den Atemvorgang beschleunigen. Etwa fünfzehn bis zwanzig solcher Atmungen ergeben einen Durchlauf. Legen sie eine Pause mit drei bis vier ruhigen und gleichmäßigen Atemzügen ein. Dann wiederholen Sie die Atemübung. Zwei bis drei Durchgänge sind dabei völlig ausreichend.

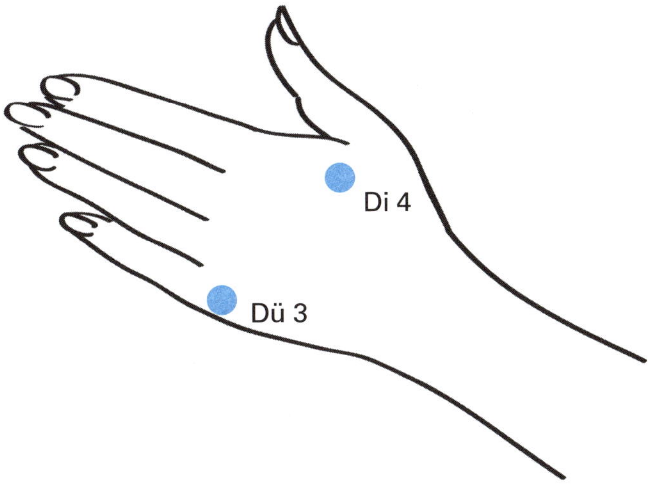
Di 4
Dü 3

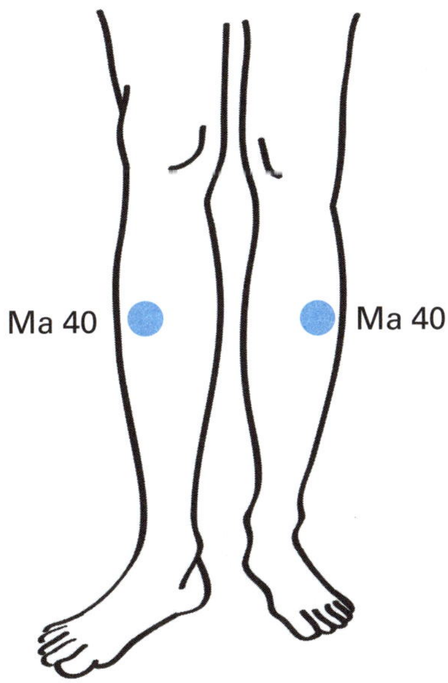
Ma 40
Ma 40

Hoher Blutdruck

Akupressur kann für Ausgleich sorgen

Nicht nur ältere Menschen leiden unter einem zu hohen Blutdruck. Mittlerweile werden auch jüngere Menschen im Alter unter vierzig Jahren davon betroffen. Die Gründe sind oftmals bei falscher Ernährung, Bewegungsmangel und Stress zu suchen:

Der erhöhte Blutdruck bleibt oft jahrelang unentdeckt – als Blutandrang zum Kopf. Schwindelgefühl, Ohrensausen, leichte Erregbarkeit, starkes Herzklopfen schon bei kleinen ungewohnten Belastungen werden dann nicht ernst genommen, zumal diese Erscheinungen immer nur nach langen Intervallen zu spüren sind.

Der ideale Blutdruck beträgt in jedem Alter in den Oberarmarterien 120 zu 80. Vom eigentlichen Hochdruck spricht man erst ab Werten über 150 bis 160 zu 90 bis 95. Eine andauernde Erhöhung kann ernste Herz- und Gefäßerkrankungen nach sich ziehen.

Die Akupressurbehandlung gegen zu hohen Blutdruck verläuft – neben einem konsequenten Einhalten der notwendigen Lebens- und Diätregeln – folgendermaßen: Nehmen Sie den linken Mittelfinger zwischen Daumen und Zeigefinger der rechten Hand und pressen Sie ihn links und rechts an der Kuppe (Pe 9 u. Pe 9-1). Danach ziehen Sie kräftig an dem Finger und drücken erneut, und zwar zwei Minuten lang. Anschließend tun Sie das Gleiche mit dem rechten Mittelfinger. Behandeln Sie jeden Finger dreimal abwechselnd hintereinander mindestens fünfmal am Tag, wobei Sie stets mit dem linken Finger anfangen!

Zwischen dem unteren Abschluß des Daumenballens und der Handgelenkfurche befindet sich der Punkt Lu 9, der Meisterpunkt der Blutgefäße. Er hilft, den Atem zu vertiefen und damit das vegetative Nervensystem zu beruhigen und entspannt die Gefäße. An diesen Stellen wird die Haut leicht hin- und hergeschoben oder beklopft.

Bei all diesen Punkten gilt: Beginnen Sie stets auf der linken Körperseite, und behandeln Sie danach die rechte! Und bis auf die Stellen am Mittelfinger dürfen alle anderen Regionen nur sanft akupressiert werden, da ein zu starker Druck die Arterien zu sehr belastet. Leichter Druck reguliert die Funktionen hier viel besser.

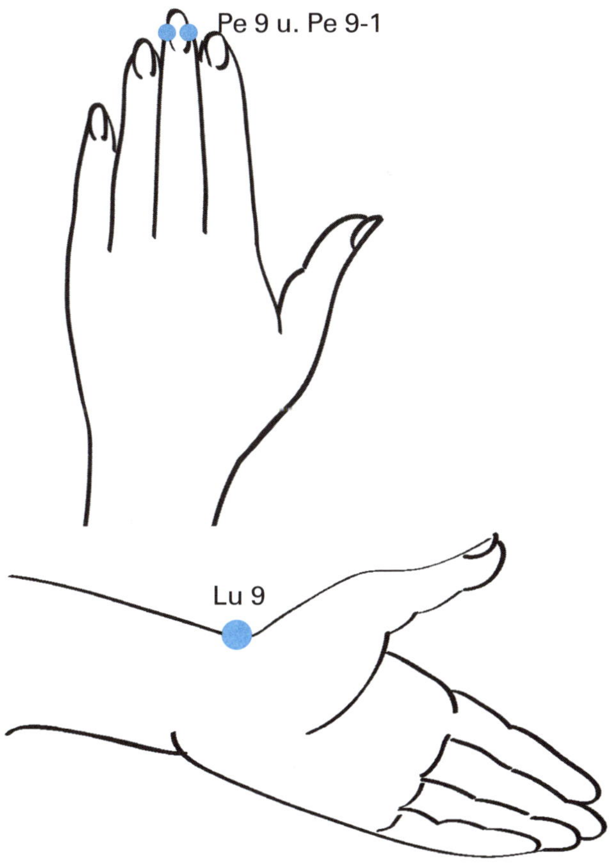

Niedriger Blutdruck

Wenn Sie nicht in Gang kommen

Er gilt im Allgemeinen als eine »Versicherung« für ein hohes Alter, weil er Herz und Gefäße schont. Aber der Blutunterdruck (Hypotonie) hat auch seine Schattenseiten, denn zuweilen ist es ein »Leben auf Sparflamme«, weil die körperliche und geistige Leistungsfähigkeit herabgesetzt ist – man ermüdet sehr schnell, hat Ohrensausen, einen Druck im Kopf oder Schwindelgefühle, vor allem morgens nach dem Aufstehen. Menschen mit zu niedrigem Blutdruck werden oft erst gegen Abend munter, wenn sich ihr Kreislauf endlich eingespielt hat. Außerdem können die Betroffenen nicht lange stehen und fallen nach außergewöhnlichen Belastungen – wie Mangel an Schlaf, psychischen Erregungen oder Konflikten – zuweilen in Ohnmacht.

Die Ursache von zu niedrigem Blutdruck ist meist beim Bewegungsmangel zu suchen. Wird dem Herzen zu wenig Leistung abgefordert, bildet sich seine Muskulatur langsam zurück – es wird kleiner, muss aber dieselbe Blutmenge pumpen. Deshalb erhöht sich der Puls bereits bei der kleinsten Belastung erheblich, und der betroffene Mensch glaubt dann, sein Herz sei sehr schwach und legt sich ins Bett. Irrtum: Das Herz ist nicht krank – es wurde nur zu wenig trainiert! Daher können Bettruhe und Schonung diesen Zustand nur noch verschlimmern.

Der niedrige Blutdruck ist aber auch genetisch bedingt und kommt in einigen Familien gehäuft durch alle Linien vor.

Sollten Sie unter einem Blutdruck wie 100 zu 70 oder weniger leiden, so können Sie ihn regulieren, indem Sie sich sportlich betätigen. Und zusätzlich behandeln Sie sich durch die Akupressur.

Korrigieren Sie Ihren Blutdruck sanft mithilfe folgender Punkte:

H 3 befindet sich an der Innenseite des Ellenbogengelenks am Ende der Ellenbeuge. Massieren Sie ihn drei Minuten lang.

Das Tor des Geistes (He 7) finden Sie an der Handgelenkfalte auf der Seite des kleinen Fingers. Sie können dort eine Mulde unter einem Knöchel ertasten. Massieren sie hier drei bis fünf Minuten lang.

Finden Sie nun zwischen Daumen und Zeigefinger auf der Handoberseite den empfindlichen Punkt (Di 4), etwa eine Daumenbreite auf den Handrücken eingerückt. Drücken Sie dort und massieren sie kreisförmig.

Die beste Behandlungszeit ist morgens vor 9 Uhr und abends zwischen 19 und 21 Uhr.

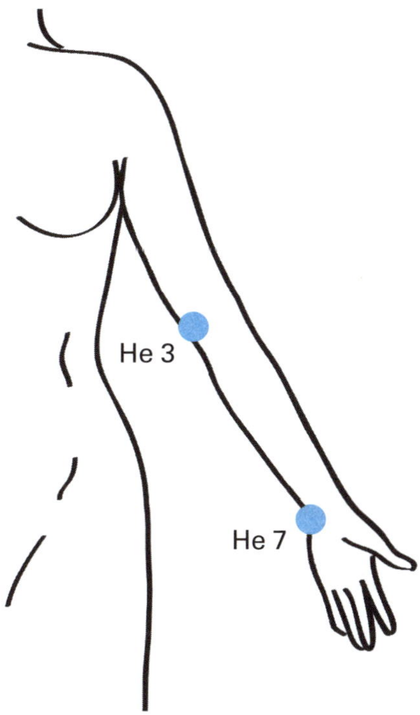

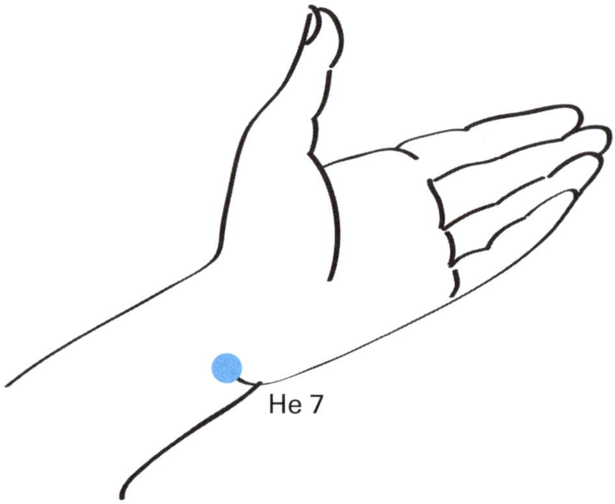
He 7

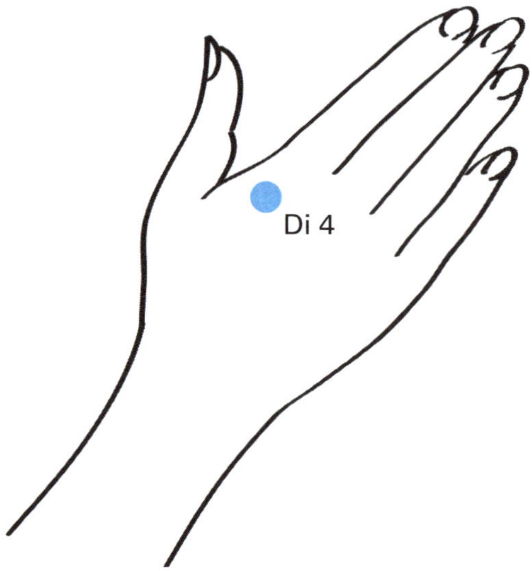
Di 4

Bronchitis

Gönnen Sie sich Ruhe!

Eine akute Bronchitis geht mit Fieber einher. Dies ist ein positives Zeichen einer gut funktionierenden Abwehr. Der Körper benutzt die erhöhte Temperatur, um Schleim besser abfließen lassen zu können. Der Husten ist quälend und gerade für Kinder eine große Belastung.

Bei einer akuten Bronchitis sollte immer ein Arzt zur Abklärung zurate gezogen werden. Nicht immer lässt sich die Gabe von Antibiotika vermeiden. Wer Erfahrung mit der Homöopathie hat, kann auf diesem Wege seine Abwehr unterstützen und Rückfälle, die bei antibiotischer Behandlung vorkommen, vermeiden. Wichtig: viel warme Flüssigkeit trinken und ruhen!

Eine chronische Bronchitis kann die Folge einer Allergie und verschleppter Grunderkankungen der Bronchien sein.

Lindern Sie den Husten mit Akupressur.

Schauen Sie auf Ihre Handinnenfläche. Legen Sie nun Ihren rechten Daumen auf das Handgelenk unterhalb der »Daumenmaus« und pressen Sie dort mit leichtem Druck wenige Sekunden bis zwei Minuten (Lu 9), je nachdem, wie stark Sie husten. Anschließend akupressieren Sie gleichermaßen die andere Hand.

Unter dem Schlüsselbein, neben dem Schultergelenk finden Sie eine weiche Kuhle. Dort liegt der Punkt Lu 1, der erste Punkt des Lungenmeridians. Massieren Sie beidhändig auf beiden Körperseiten zweimal täglich zwei bis drei Minuten.

Bronchitis

Die Lungenpunkte reagieren besonders gut in den frühen Morgenstunden vor 7 Uhr.

Ist Ihr Zwerchfell sehr stark verkrampft , lassen Sie sich den Rücken von Ihrem Partner behandeln. Er reibt mit beiden Händen mit sanftem Druck zwischen den Schulterblättern seitlich neben der Wirbelsäule (B 11- B 15) auf und ab, bis der Krampf vorüber ist.

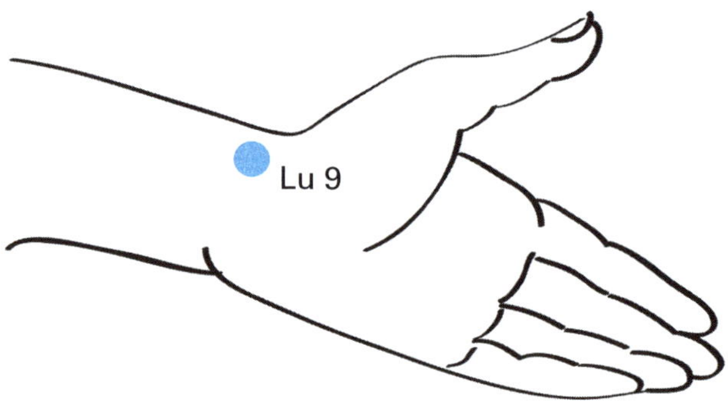

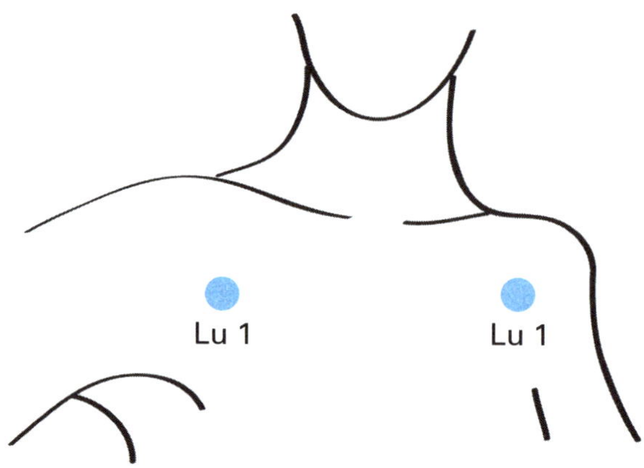

Depressive Verstimmung

Verscheuchen Sie die trübe Stimmung!

Sicher haben Sie schon Tage erlebt, die Sie am liebsten aus Ihrer Erinnerung streichen würden: Die Welt erschien Ihnen düster, Sie fühlten sich niedergeschlagen und hatten kein Selbstbewusstsein. Am liebsten wären Sie ins Bett gegangen und hätten sich die Decke über den Kopf gezogen.

Diese depressiven Verstimmungen sollten, wenn sie häufig vorkommen oder sich verstärken, von einem Arzt abgeklärt werden, bevor sich eine echte Depression entwickelt. Es können sich auch ernsthafte Erkrankungen wie z. B. ein Hirntumor dahinter verbergen.

Oft sind sie jedoch eine Folge unserer hektischen Alltagswelt. Lärm, fehlender Rhythmus und Überlastung laugen aus. Zunehmend leiden auch Kinder darunter.

In China werden depressive Verstimmungen fast ausschließlich mit der Akupressur oder Akupunktur behandelt.

Die ersten Punkte, mit denen Sie Ihre Niedergeschlagenheit bekämpfen können, liegen an den Mittelfingern. Pressen Sie fünfmal hintereinander mit den Daumen so fest wie möglich am Nagelbett beider Mittelfinger auf die zum Zeigefinger gerichteten Seiten (Pe 9) – und wiederholen Sie diese Akupressur mehrmals täglich zur Vorbeugung.

Winkeln Sie die Arme etwas an, und dann massieren Sie dreißig Sekunden lang mit sanftem Druck die gesamte Ellenbogenfalte an der Außenseite des Ellenbogens mit dem Daumen (He 3). Zuerst wird so der linke, dann der rechte Arm akupressiert.

Anschließend drücken Sie zwei- bis dreimal hintereinander mit dem Daumen auf den Punkt Pe 7 mittig auf der Handgelenksfalte. Erst am linken, dann am rechten Arm. Massieren sie sanft, da diese Akupressur Herzschlag und Kreislauf sehr anregen kann.

Schließen Sie die Behandlung mit dem »3-Meilen-Punkt« (M 36) ab. Er liegt etwa zwei Finger breit unterhalb der Kniescheibe, außen am Schienbein. Klopfen sie hier sanft eine Minute lang gleichzeitig an beiden Beinen.

Zum Abschluss stehen Sie auf, strecken die Arme weit hoch und heben den Blick zum Himmel. Atmen Sie einige Male tief ein und aus.

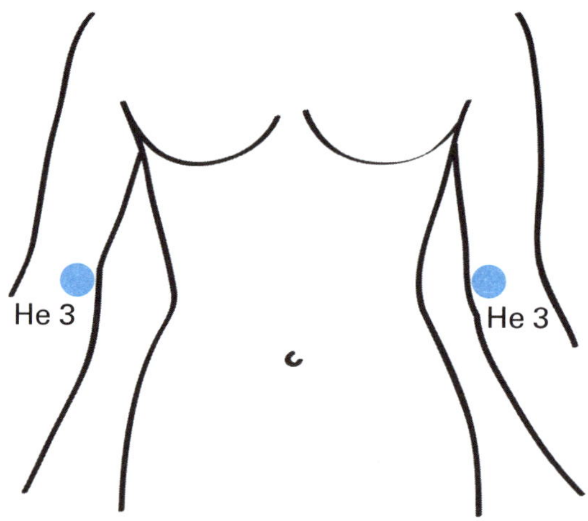

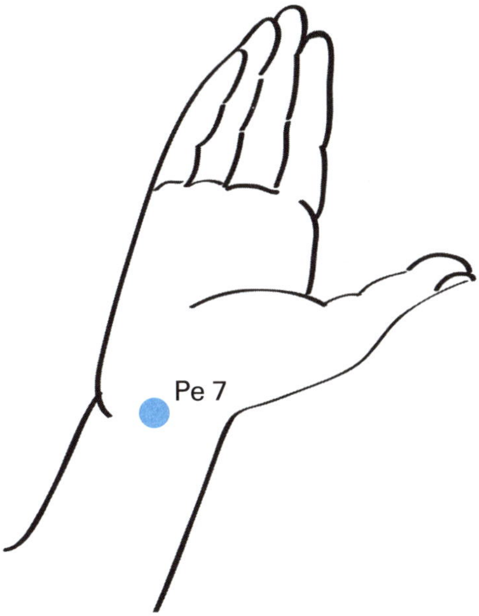
Pe 7

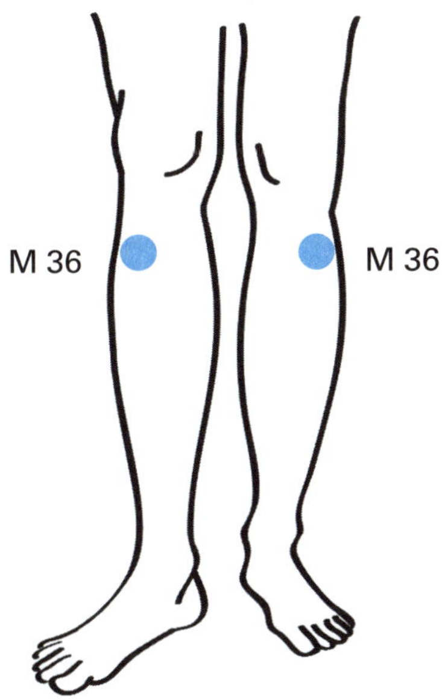
M 36
M 36

Durchfall

Nicht immer liegt es am Essen!

Durchfall kann viele Ursachen haben. Falsche Ernährung, psychische Belastung, Umstellung im Urlaub, aber auch chronische Darmentzündungen oder Parasiten lösen Durchfälle aus. Dauert der Durchfall länger als ein bis zwei Tage oder ist Blut beigemischt, gehört er in ärztliche Hände.

Verzichten sie einen Tag lang auf feste Nahrung und trinken Sie viel warmes Wasser mit einer Prise Salz, um den Mineralienhaushalt zu stabilisieren.

Leiden Sie unter solch einem einfachen Durchfall, dann können Sie mithilfe einiger Körperpunkte Ihre Darmfunktion normalisieren.

Tasten Sie genau in der Körpermitte Ihren Brustkorb ab. Dort, wo das Brustbein mit dem sogenannten Schwertfortsatz endet, finden Sie eine weiche Mulde. Nun legen Sie Ihren rechten oder linken Mittelfinger zwei Finger breit unterhalb des Brustbeins genau auf die Körpermitte und drücken nur einmal fest zu (KG 14). Sie sollten diese Behandlung zwei- bis dreimal am Tag wiederholen.

Ein wichtiger Punkt liegt auf dem Milzmeridian, der die Verdauungsfunktionen steuert. Dies ist MP 4. Einen Finger breit neben dem Sprunggelenk auf dem Fußrücken und von dort zwei Finger breit in Richtung Großzeh befindet sich dieser Punkt. Massieren sie ihn kräftig. Ergänzen Sie die Behandlung mit MP 9, den Sie finden, wenn Sie vom oberen Rand der Kniescheibe bis zur Mitte der Beininnenseite gehen. Sie finden ihn in einer empfindlichen Mulde. Hier wird sanft gedrückt, beide Beine gleichzeitig.

Schließen Sie die Behandlung ab, indem Sie mit der flachen Hand sanft um den Bauchnabel herum im Uhrzeigersinn reiben.

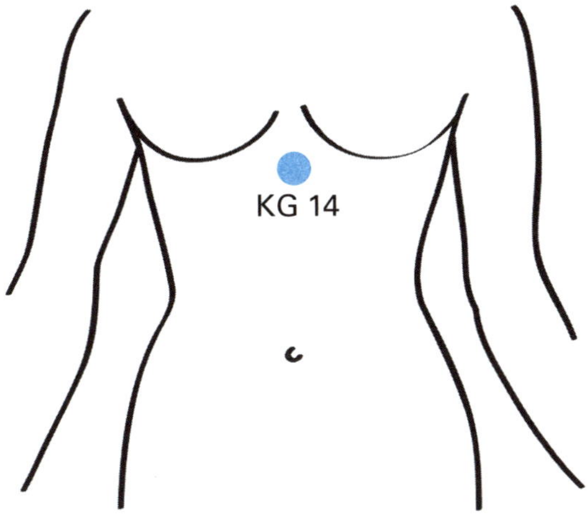

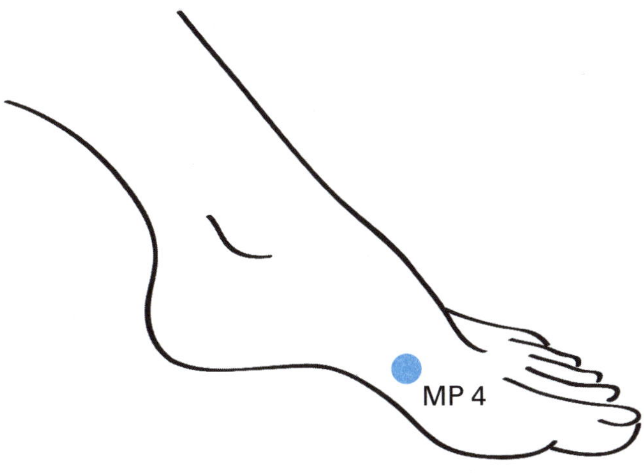

Gallenbeschwerden

Wenn Sie Schmerzen haben

Die Gallenflüssigkeit wird von den Leberzellen produziert, um die Fettverdauung zu ermöglichen. Zudem wirkt sie antibakteriell und fördert die Ausscheidungsfunktionen.

Die Gallenblase kann etwa fünfzig Kubikzentimeter Flüssigkeit aufnehmen, und ihre Drüsen stellen einen schleimigen Saft her, welcher der Galle beigemischt ist. Wird aufgrund zu geringer Flüssigkeitsaufnahme oder durch falsche Ernährung der Gallensaft zu dick und ändert sich seine Zusammensetzung, können sich Gallensteine bilden. Rund ein Drittel aller Menschen leiden darunter. Meist verläuft diese Störung »stumm«, denn in rund 80 Prozent der Fälle liegen kleine Steine, der Gallengries, vor, welcher die engen Passagen bis zum Zwölffingerdarm ohne Störungen passieren kann. Große Steine bleiben jedoch am Ausgang der Gallenblase hängen. Darauf zieht sich die Gallenblase zusammen, um den Stein auszutreiben. Dabei und beim Pressen durch die Engstellen am Zwölffingerdarm entstehen heftige Schmerzen, die Gallenkolik ist da! Diese Kolik verschwindet erst wieder, wenn der Stein durch- oder wieder zurückgefallen ist. Bleibt er jedoch stecken, so entstehen ein Steinverschluss und in seinem Gefolge ein Rückstau der Galle in der Leber.

Bei einer Gallenkolik braucht der Kranke schnelle ärztliche Hilfe, damit seine Krämpfe gelöst und die Schmerzen gelindert werden. Die Akupressur kann den Stein nicht auflösen, jedoch die Schmerzen lindern, bis ärztliche Hilfe da ist.

Die Behandlungspunkte bei Gallenblasenbeschwerden liegen auf dem Gallenblasenmeridian.

Ertasten Sie mit den Mittelfingern unterhalb Ihrer Knie an der rechten Außenseite die Wadenbeinknöpfchen. Nun rücken Sie zwei Finger breit tiefer (Gb 34) und massieren diese Punkte gleichzeitig an beiden Beinen mit sehr kräftigem Druck nach unten, mindestens drei Minuten lang.

Eine Hand breit oberhalb des Knöchels an der Außenseite der Unterschenkel befindet sich der Punkt Gb 37 (Strahlendes Licht genannt). Drücken Sie hier für drei bis fünf Minuten kräftig.

Etwa einen Finger breit darunter, vor dem Schienbeinrand, finden Sie Gb 38. Auch dieser wird kräftig gedrückt wie Gb37.

Bei kolikartigen Schmerzen ergänzen Sie die Behandlung durch den Punkt Gb 40. Diesen finden Sie unter dem Sprunggelenk an der Fußaußenseite. Ertasten Sie die kleine Kuhle unter dem Knöchel und drücken Sie mit kreisenden Bewegungen.

Zwei weitere Punkte gegen Gallenkolik finden Sie an Ihrem Kopf Gb 14. Diese Behandlung sollte aber nur zusätzlich zu der erstgenannten durchgeführt werden: Legen Sie die Zeigefinger eineinhalb Finger breit über Ihren Augenbrauen auf die Stirn, und zwar genau über den Pupillen. Nun massieren Sie diese Punkte drei Minuten lang kräftig in Richtung Haaransatz.

Bei einem Gallenstau hat sich auch die »Schnabelhand« bewährt: Legen Sie alle Fingerspitzen an die Daumenspitze. Streichen Sie nun kräftig damit über die Haut vom Brustbein zur Leber, bis der Schmerz nachlässt.

Gallenbeschwerden

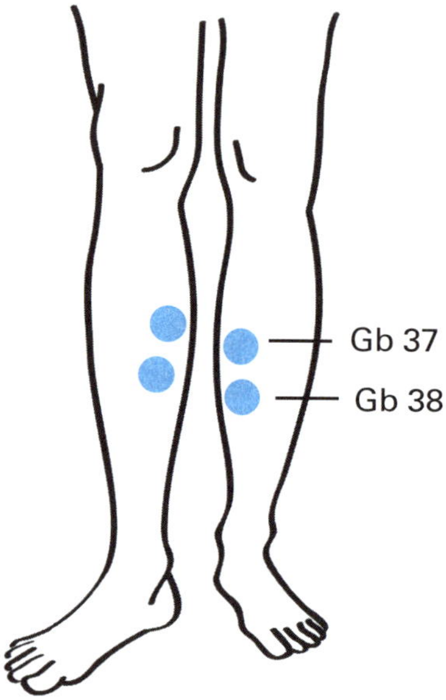

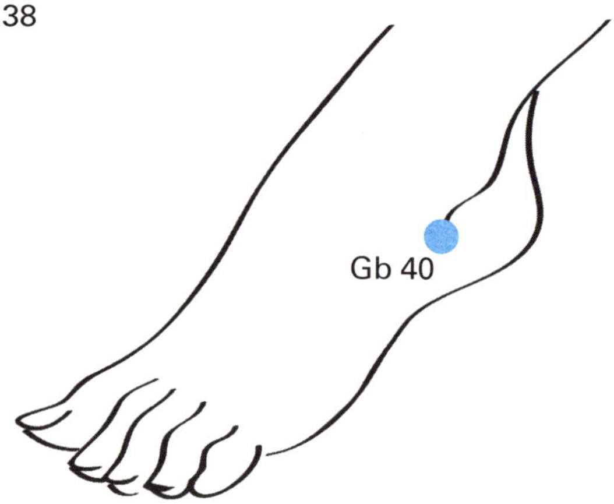

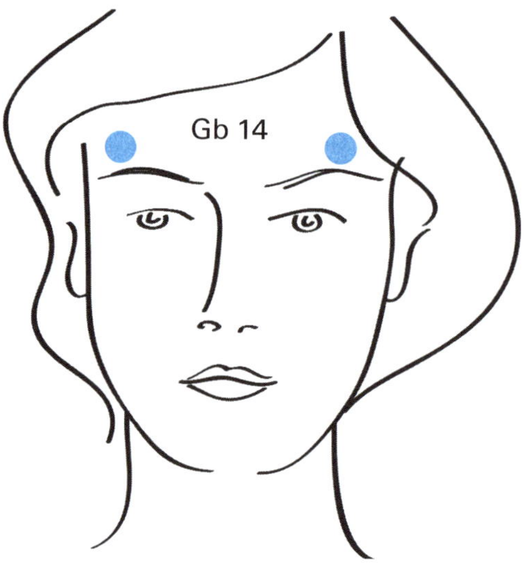

Grippale Infekte

Behandeln Sie schon die ersten Anzeichen!

Das Grippevirus wird durch Tröpfcheninfektion übertragen, zum Beispiel beim Niesen oder Husten. Da die Erreger in geschlossenen Räumen noch nach einer Stunde jemanden anstecken können und im trockenen Staub sogar mehrere Tage lebensfähig bleiben, ist es erklärlich, warum sich bei Epidemien kaum jemand der Ansteckung entziehen kann.

Eine echte Grippe gehört in die Hände eines Arztes. Da es gegen diese Virusinfektion keine Heilmittel gibt, gilt es, die Körperkräfte durch Bettruhe zu schonen und das Immunsystem zu unterstützen. Neuere Forschungen aus Italien zeigen, dass eine Grippeschutzimpfung (zu empfehlen für ältere und anfällige Menschen) auch durch die Einnahme von Collostrum (Kälbermilch) ersetzt werden kann. Die Zusammensetzung dieser speziellen Milch kann vor vielerlei Infektionen schützen.

Von einer echten Grippe sind die Grippalen Infekte abzugrenzen. Hierbei handelt es sich um verschiedene Erkältungskrankheiten mit grippeähnlichen Symptomen.

Die Akupressur kann hier helfen, das Immunsystem zu stärken und die Symptome zu lindern.

Die beiden wichtigsten Punkte liegen an den äußeren Augenrändern, gleich unter der Augenbraue auf dem Dreifach-Erwärmer-Meridian (3E 23). Diese sollten Sie mit den Zeigefingern sanft kreisförmig massieren, etwa zwei Minuten lang. So werden Entzündungen und Blütüberfüllungen der Schleimhäute gedämpft. Wiederholen Sie diese Akupressur mehrmals am Tag.

Einen anderen Punkt, den Sie bereits bei den ersten Anzeichen akupressieren sollten, finden Sie im Nacken am unteren Rand des siebten Halswirbels (Prominens). Das ist jener Wirbel, der bei einer leichten Bewegung des Kopfes nach vorne deutlich hervorsteht (LG 14). Massieren Sie diesen Punkt nur kurz, höchstens fünfzehn Sekunden lang, dafür aber sehr kräftig nach oben. Führen Sie diese Akupressur ebenfalls mehrmals am Tag durch.

Auch an den Händen können Sie Ihre Grippebeschwerden lindern. Finden Sie wie oben beschrieben den Punkt Di 4 zwischen Daumen und Zeigefinger auf dem rechten Handrücken, auf den Sie mit dem Zeigefinger der linken Hand mindestens zwei Minuten lang nur leicht klopfen. Wiederholen Sie dies auf der rechten Seite, dreimal täglich.

Auf dem Lungenmeridian befinden sich zwei weitere Punkte. Behandeln Sie diese bei Atembeschwerden. Der erste, Lu 5, liegt auf der Innenseite der Ellenbeuge von der Mitte einen Daumenbreit nach außen, der zweite liegt etwa zwei Finger breit unter dem Handgelenk im Verlauf der Daumenlinie an der Speiche (Lu 7). Massieren Sie diese Punkte mit sanftem Druck mehrmals täglich für einige Minuten. Legen Sie abschließend Ihre Handflächen auf den Oberkörper.

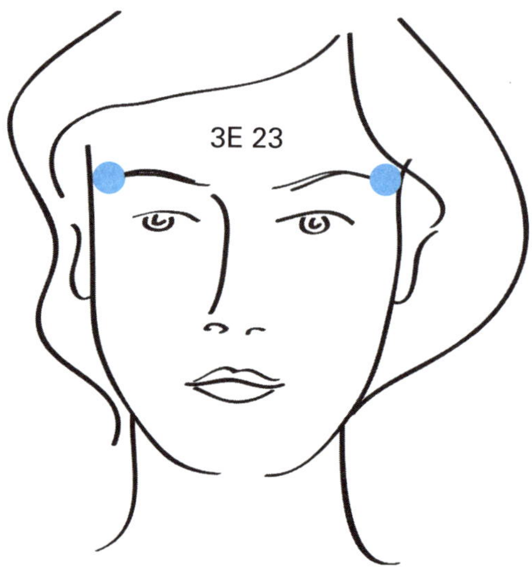

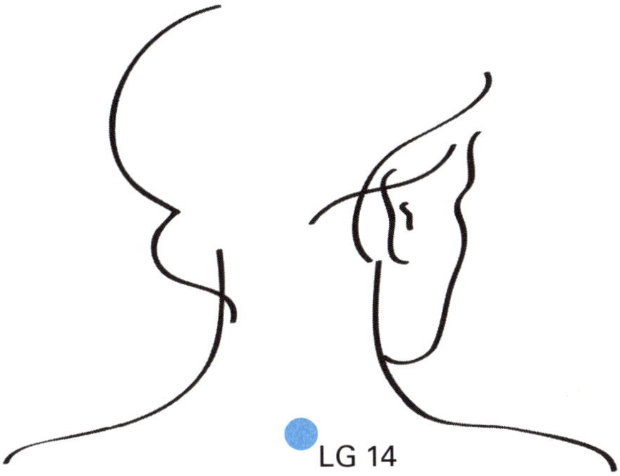
LG 14

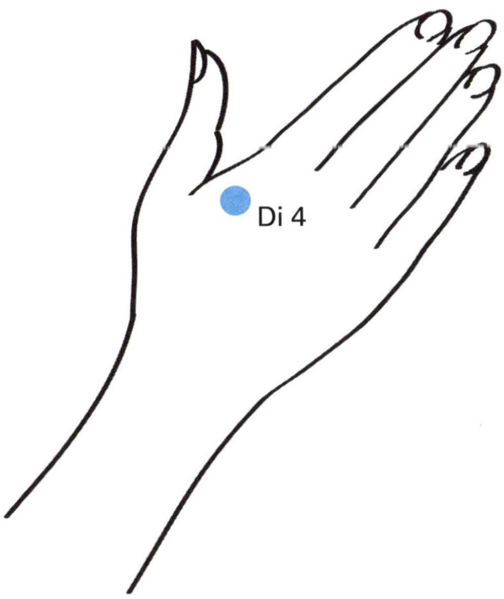
Di 4

Hämorriden

Lindern Sie die Beschwerden und entspannen Sie!

Am Afterschließmuskel liegen innen und außen, dicht unter der Schleimhaut, jene Venen, die das Blut von dieser Region in das Innere des Körpers zurückführen. Wird nun dieser Blutfluss gebremst, weil zum Beispiel eine Verstopfung besteht oder der Antrieb zur Entleerung dieser Venen fehlt, so staut sich in ihnen das Blut. Mit der Zeit geben ihre Wände nach, sodass sich die Venen erweitern und schließlich dicke Wülste und Knoten bilden – es sind Hämorriden entstanden.

Hämorriden können außerordentlich schmerzhaft sein, vor allem dann, wenn sie und ihre nähere Umgebung entzündet sind. Dazu kommen oft noch lästiges Jucken und nicht selten eine verstärkte Absonderung der Mastdarmschleimhaut. Platzt ein Hämorridenknoten, kommt es zu einer Darmblutung, bei der das Blut hell ist und nicht mit dem Stuhl vermischt wird. Jede Art von Blut im Stuhl muss von einem Arzt abgeklärt werden, um ersthaftere Erkrankungen auszuschließen.

Die Anzahl der Menschen, die unter Hämorriden leiden, nimmt stetig zu. Die Altersgrenze sinkt nach unten. Schuld daran ist in den meisten Fällen eine ungesunde Lebensweise mit zu viel Stress und mangelnder Bewegung.

Bei stärkeren Beschwerden können die Hämorriden verödet werden. In der Naturheilkunde schaffen Blutegel Erleichterung. Eine dauerhafte Besserung wird nur eintreten, wenn Ernährung und Entleerung geregelt sind und der Körper genügend Bewegung hat. Auch die Akupressur kann zur Besserung beitragen.

Stellen Sie sich gerade hin, lassen Sie Ihren linken Arm herunterhängen und winkeln Sie den Unterarm nach oben an. Direkt unter Ihrer Ellenbogenspitze befindet sich an der Körperseite der Punkt Le 13, den Sie nun zuerst auf der linken Seite fünf Minuten lang mit mittelstarkem Druck nach oben massieren. Anschließend behandeln Sie die rechte Körperseite. Eine Akupressur pro Tag genügt.

Strecken Sie nun einen Fuß lang aus. Ertasten Sie in der Mitte der Waden den Spalt zwischen den zwei Muskeln (B 57). Massieren Sie dort aufwärts. Wechseln Sie dann zum anderen Bein.

Weitere Behandlungspunkte sind Lu 6, im Verlauf des Daumens auf dem Unterarm, sieben Finger breit über der Handgelenksfalte und Pe 6, drei Finger breit über der Handgelengsfalte zwischen Elle und Speiche.

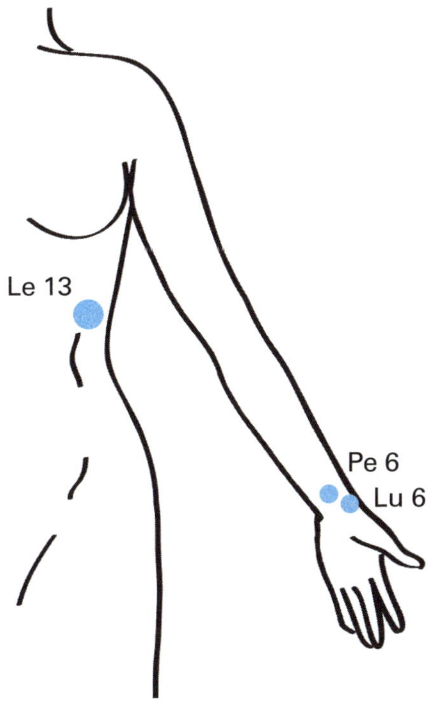

Hautjucken

Lassen Sie es gar nicht erst so weit kommen!

Unsere Haut antwortet auf krank machende Einflüsse mit den verschiedensten Symptomen, am häufigsten mit akuten oder chronischen Entzündungen. Diese entstehen, wenn die Haut selbst oder ihre chemischen Schutzmäntel nicht mehr in der Lage sind, störende Reize abzuwenden, oder wenn sie auf bestimmte Stoffe empfindlich reagiert. Entzündungen der Haut machen über 50 Prozent aller Hautkrankheiten aus!

Ob es nun die Arbeit mit reizenden Stoffen (z. B. als Friseurin) oder die Begleiterscheinungen einer Kinderkrankheit sind, eine juckende Haut kann einen Menschen zur Verzweiflung bringen.

Eine entzündete Haut muss auf jeden Fall vom Arzt behandelt werden! Aber Sie können den lästigen Juckreiz, der durch die Nervenenden der Haut ausgelöst wird, lindern, wenn Sie sich selbst akupressieren.

Die wichtigsten Behandlungspunkte liegen an den Händen. Legen Sie den Daumen Ihrer rechten Hand auf eine Stelle, die sich zwei Finger breit unterhalb des Zeigefingergrundgelenks auf der Handoberseite befindet. Dann rücken Sie einen halben Querfinger in Richtung Daumen (Di 3) und massieren diese Stelle kreisförmig, und zwar sehr energisch fünf Minuten lang. Behandeln Sie anschließend so Ihre rechte Hand – immer dann, wenn die Haut juckt.

Ein weiterer Punkt gegen Hautjucken finden Sie an den Ellenbogen: Winkeln Sie den Arm an. Folgen Sie einer Linie vom Daumen aufwärts. Dort wo die Falte, die enstanden ist, aufhört, befindet sich der Punkt

Di 11. Drücken Sie nun zuerst mit dem Daumen auf das äußere Ende dieser Falte und massieren Sie die Haut in Richtung Oberarm – mindestens drei Minuten lang. Anschließend machen Sie dieselbe Behandlung am anderen Ellenbogen.

Hat sich bei den vorgenannten Akupressuren nicht der gewünschte Erfolg eingestellt, sollten Sie sich an den Füßen behandeln. Setzen Sie sich auf einen Stuhl und ertasten Sie am linken Fuß eine Region, die sich auf der Beininnenseite zwei Finger breit über der Mitte des Knöchels befindet (MP6). Diesen Punkt massieren Sie nun drei Minuten aufwärts, um danach sofort eine Hand breit höher und einen Finger breit nach vorne zu rücken (Ma 39). Auch diesen Punkt massieren Sie drei Minuten und behandeln anschließend genauso Ihren rechten Unterschenkel.

Zum Schluss noch ein Punkt, den Sie mindestens fünfmal täglich akupressieren sollten, auch wenn die Haut gerade nicht juckt: Legen Sie Ihre Hand über die Schulter zwischen beide Schulterblätter. Dort, wo Ihr Mittelfinger liegt, müssen Sie nun drei Minuten lang recht kräftig massieren (Lu 41). Diese Akupressur dient zur Vorbeugung.

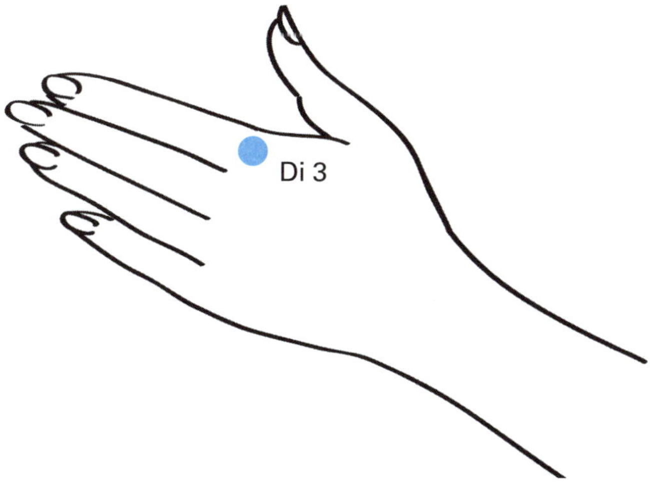

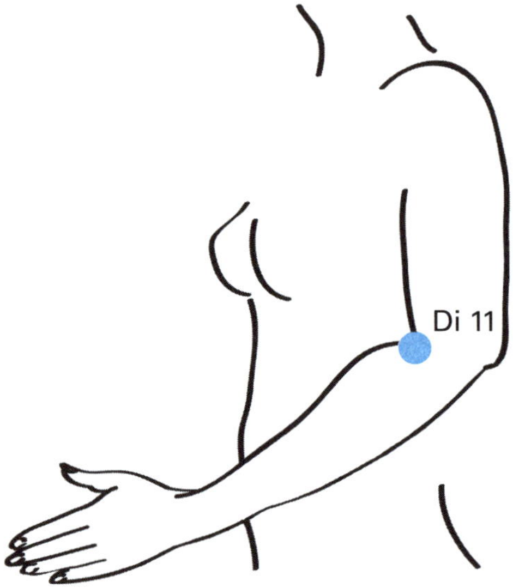
Di 11

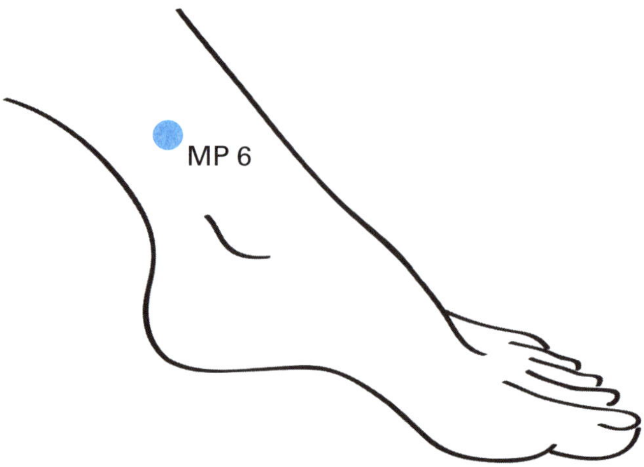
MP 6

Herzrasen und Herzrhythmusstörungen

Wenn Stress den Körper durcheinanderbringt

Ärzte, die häufig Notdienst machen, wissen es: Die meisten Herzanfälle haben mit einem drohenden Herzinfarkt nichts zu tun. Was den Betroffenen plagt, ist kein Herzanfall, obwohl es sich so anfühlt. Vielmehr handelt es sich in der Regel um einen Panikanfall, der ausgeprägte Herzsymtome zeigt. Dieser ist die Folge von Stress. Ärger am Arbeitsplatz, Kummer in der Familie, Probleme in der Partnerschaft, spannungsgeladenes Wetter – überall lauert Stress. Das vegetative Nervensystem wird überlastet, es schaltet auf Alarm. Die Beschwerden sind mannigfaltig: Schwindel, Atemnot, kaltes Schwitzen und Beklemmung treten abwechselnd oder zeitgleich auf. Oft wechseln Kälte- und Hitzegefühl miteinander ab. Das Herz beginnt unregelmäßig zu schlagen oder es rast. Plötzlich stellen sich Schmerzen in der Herzgegend und im linken Arm oder in der Schulter ein – und die Angst vor dem Herzinfarkt ist da.

Das Schlimme an so einem Anfall ist, dass es wirklich ein Herzanfall sein könnte, denn der fühlt sich ja, wie gesagt, ganz ähnlich an. Ein echter Anfall lässt sich nicht immer genau von einem Angstanfall unterscheiden, ohne dass genaue Untersuchungen in einem Krankenhaus durchgeführt wurden. Auf jeden Fall muss beim Verdacht eines Herzanfalls der Arzt gerufen werden!

Auch Herzrhythmusstörungen können mithilfe der Akupressur unterstützend behandelt werden. Doch beachten Sie bitte: Jede Erkrankung am Herzen muss von einem Arzt abgeklärt werden. Rufen Sie bei akuten Anfällen immer einen Notarzt!

Herzrasen und Herzrhythmusstörungen

Bis der Notarzt da ist, können Sie sich mithilfe der Akupressur stabilisieren.

Hilfreich ist hier die Behandlung durch einen Partner, besonders, wenn Sie selbst zu aufgeregt sind.

Setzen Sie sich aufrecht hin. Die aufrechte Haltung, gerne angelehnt, entlastet das Herz. Nun suchen Sie einen Punkt, der sich zwei Finger breit unterhalb des Brustbeinfortsatzes befindet (KG 14), und massieren Sie diesen sanft mit Zeige- oder Mittelfinger mindestens drei Minuten lang nach oben.

Dann legen Sie den rechten Daumen auf die Innenseite Ihres linken Unterarms, drei Finger breit unter dem Handgelenk, genau mittig auf dem Unterarm. Hier liegt der Punkt Pe 6. Massieren Sie hier sanft, erst am linken, dann am rechten Arm.

Ergänzen Sie Ihre Behandlung durch eine Akupressur des kleinen Fingers: Drücken Sie zuerst mit dem rechten Zeigefinger auf den Nagelfalz des linken kleinen Fingers – und zwar an der Seite zum Ringfinger, wo der Nagel herauswächst (H 9). Diesen Punkt sollten Sie zwei Minuten sehr kräftig nach außen massieren; anschließend kommt der rechte kleine Finger dran.

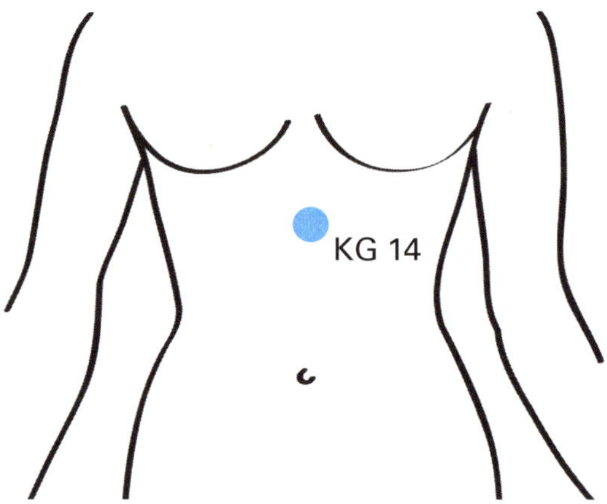

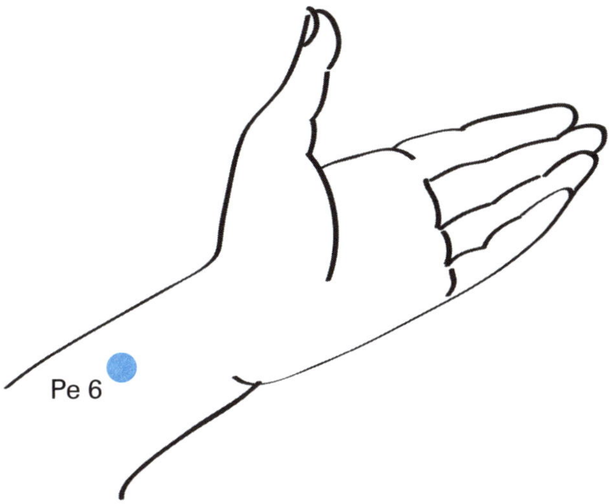
Pe 6

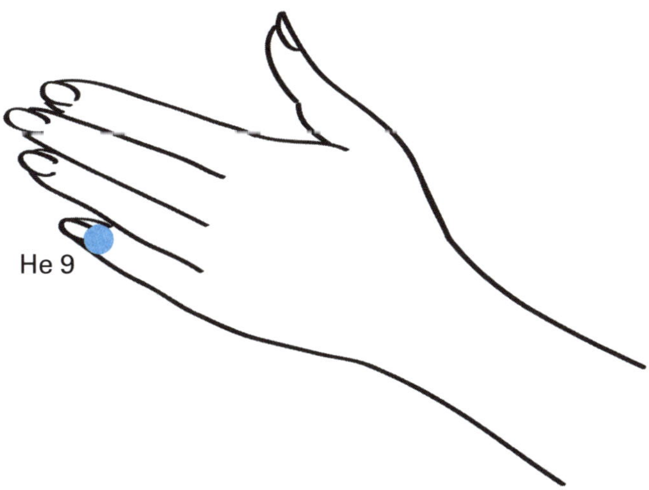
He 9

Heuschnupfen

Lindern Sie die nervigen Symptome

Für die Entstehung des Heuschnupfens werden die Pollen der Blüten, Gräser, Bäume und des Getreides verantwortlich gemacht. Einige Menschen leiden so sehr unter Heuschnupfen, dass sie zur Zeit der Grasblüte, also von Mai bis Ende Juli, eine Entzündung der Nasenschleimhaut, Schwellungen und Juckreiz an den Augenlidern und schließlich asthmatische Anfälle bekommen. Der Schnupfen zieht sich Wochen und länger hin und kann wegen seiner starken Beschwerden – wie Kopfschmerzen, Fieber und Hustenreiz – sehr lästig sein.

Nicht nur Tabletten und Spritzenkuren können bei einem Heuschnupfen Linderung bringen. Eine Zahl moderner alternativer Behandlungsmethoden ermöglicht heute, die lästigen Beschwerden loszuwerden.

Auch die Akupressur kann dabei erheblich zur Linderung beitragen.

Die wichtigsten Punkte finden Sie im inneren Augenwinkel (Gb 1). Legen Sie beide Zeigefinger gleichzeitig auf diese Punkte und massieren Sie diese mit energischem Druck kreisend etwa eine Minute lang.

Anschließend rücken Sie sofort herunter und legen Ihre Finger genau unter die Nasenlöcher (Di 19). Diese Regionen werden jetzt recht sanft behandelt, indem Sie vorsichtig daraufklopfen, ebenfalls eine Minute lang. Machen Sie beide vorgenannten Akupressuren mindestens dreimal am Tag. Die sollte bei tränenden und juckenden Augen Erleichterung verschaffen.

Ist Ihre Nasenschleimhaut besonders geschwollen, sollten Sie zusätzlich zwei Punkte akupressieren, die sich links und rechts am Hinterkopf befinden. Von der Mitte aus tasten Sie etwa drei Finger breit nach rechts und links, direkt unter dem Schädelrand. Dort finden Sie auf jeder Seite ein kleines Grübchen (Gb 20). Massieren Sie hier mit Druck.

Zwei weitere Punkte für die Nasenschleimhaut befinden sich am Beginn der Augenbraue, von der Nase aus gesehen. Ertasten Sie dort die kleinen Grübchen und drücken Sie fest hinein, gerne auch etwas stärker mit dem Fingernagel (B 2).

Gegen Niesreiz hilft ein Punkt an der Ohrenspitze. Dieser, auch Allergiepunkt genannte Punkt lässt sich einfach finden. Falten Sie Ihre Ohrmuschel seitlich zum Kopf hin. Dort, wo am Oberrand der Knick entsteht ist der Allergiepunkt. Dieser wird sehr kräftig gekniffen.

Alle genannten Punkten sollten mindestens drei bis fünf Minuten behandelt werden. Sie dürfen so lange akupressieren, bis Besserung eintritt.

Achten Sie darauf, Ihre Nasenschleimhaut nicht durch den übermäßigen Gebrauch von Nasenspray zu belasten. Diese Sprays trocknen die Schleimhaut aus, sie wird rissig und anfällig für Blutungen und Folgeerkrankungen. Benutzen Sie lieber Nasensalben. Diese verringern auch den Kontakt mit der allergieauslösenden Substanz.

Heuschnupfen

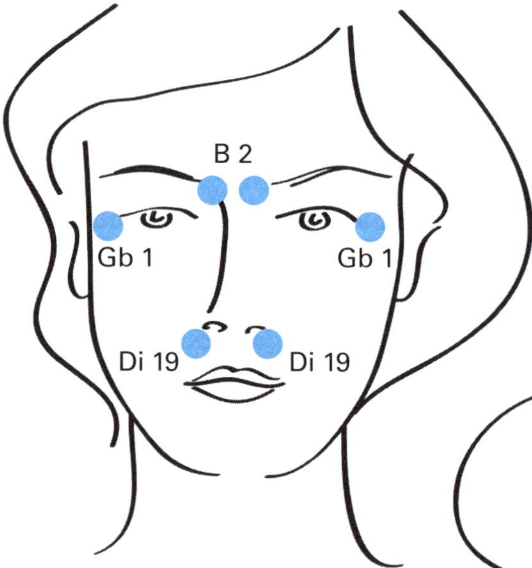

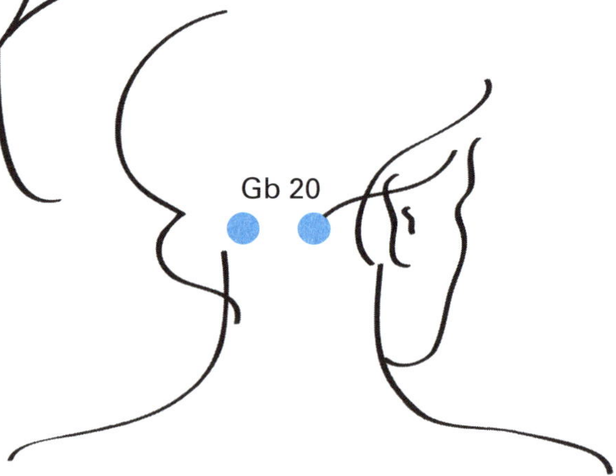

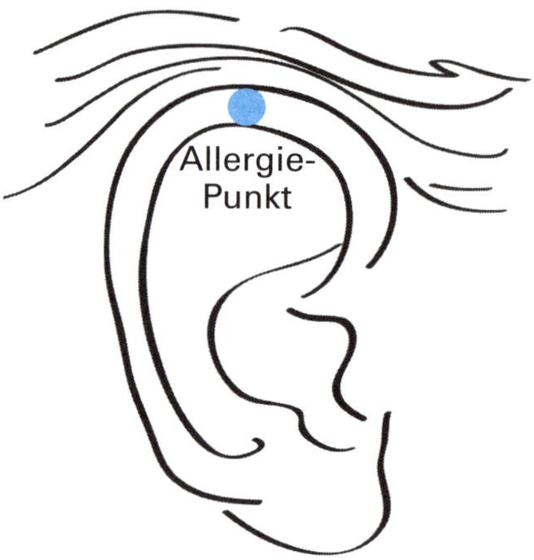

Hormonstörungen

Wie Sie Ihren Hormonhaushalt wieder ordnen …

Von einigen Medizinern wird unser Hormonsystem mit einem verschlüsselten Funknetz verglichen: Die Informationen werden zwar durch den »Äther« breit gestreut, aber nur der spezielle Empfänger vermag die Impulse zu entschlüsseln. So ist es auch mit den Hormonen: Sie gelangen mit dem Blutstrom in alle Körperregionen, doch nur an ihrem Bestimmungsorgan bewirken sie ihre kennzeichnenden Reaktionen.

Hormone werden von den endokrinen Drüsen abgegeben, unter anderem von der Schilddrüse, den Nebenschilddrüsen, Keimdrüsen und Nebennieren. Es handelt sich dabei um in kleinsten Mengen produzierte Stoffe, die unseren Körper in Wachstum, Funktion und Stoffwechsel beeinflussen. Dabei besteht ein Rückkoppelungsmechanismus: Ist der Hormonspiegel zu hoch, wird die für das betreffende Hormon zuständige Drüse veranlasst, weniger auszuschütten, während sie bei zu niedri gem Hormonspiegel stärker arbeiten muss.

Da der menschliche Hormonhaushalt ein sehr empfindliches System ist, lässt sich eine Störung nur schwer auf medikamentösem Weg behandeln.

Die Akupressur kann Ihnen helfen, den Hormonhaushalt sanft zu regulieren: Pressen Sie zuerst mit Daumen und Zeigefinger der rechten Hand die Kuppe des linken Daumens dreimal hintereinander so fest wie möglich zusammen und machen Sie dabei gleichzeitig eine kräftig ziehende Bewegung – anschließend drücken Sie hintereinander alle Fingerkuppen der linken Hand. Hinterher machen Sie dasselbe an der rechten Hand. Behandeln Sie Ihre beiden Hände auf diese Weise täglich dreimal. Auf diese Weise wird das gesamte Meridiansystem mit einem neuen Energieimpuls versehen, der Stauungen beseitigen kann.

Weitere Punkte gegen Hormonstörungen befinden sich genau auf der Kopfmitte. Klopfen Sie mit vier Fingerkuppen nur sanft über die ganze Schädeldecke – vom Haaransatz bis zum Anfang des Hinterkopfes. So stimulieren Sie die Punkte des Lenkergefäßes. Die unpaarigen Meridiane stehen mit keinem Organ direkt in Verbindung, wirken jedoch im Ganzen harmonisierend. Klopfen Sie stets von vorne nach hinten.

Falls Sie wissen, dass Ihre Hormondrüsen leicht aus dem Gleichgewicht geraten, Sie aber gerade keine Beschwerden haben, sollten Sie trotzdem immer wieder folgende Punkte akupressieren:

Drücken Sie mit dem Daumen fünf- bis siebenmal recht fest genau in die Mitte zwischen den Fußknöcheln und den Achillessehnen auf der Innenseite des Fußes – zuerst am linken Fuß, dann am rechten. Dort verläuft der Nierenmeridian. Beide Füße sollten Sie täglich dreimal so behandeln. Leider lassen sich durch die hier geschilderten Behandlungen die Hormonstörungen nicht völlig heilen. Aber die Akupressur kann auf natürlichem Wege die Hormondrüsen wieder ins Gleichgewicht bringen. Und noch etwas: Brechen Sie die Akupressur bei den ersten Erfolgen niemals ab, denn sie wirkt auch vorbeugend gegen einen Rückfall.

Ergänzen können Sie die Akupressur durch Yogaübungen. Wenden sie sich dafür bitte an einen Yogalehrer mit Erfahrung in Hormon-Yoga.

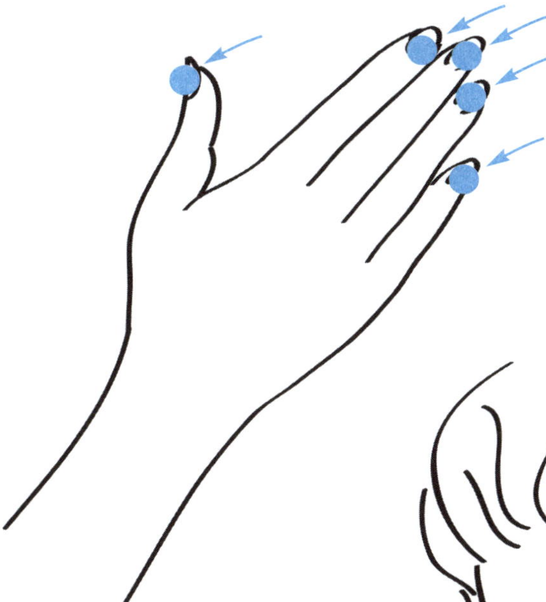
Von vorne drücken!

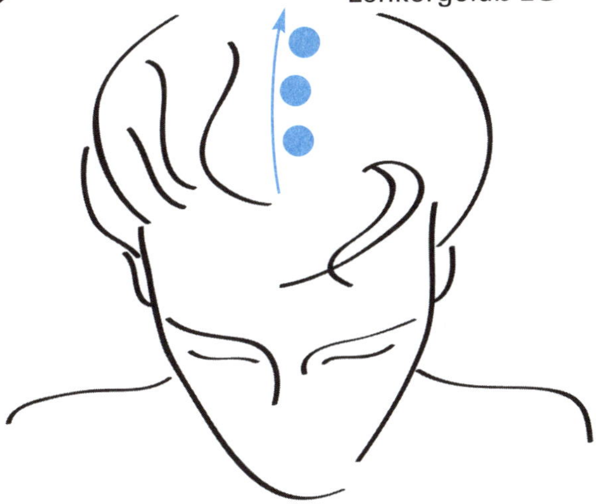
Lenkergefäß LG

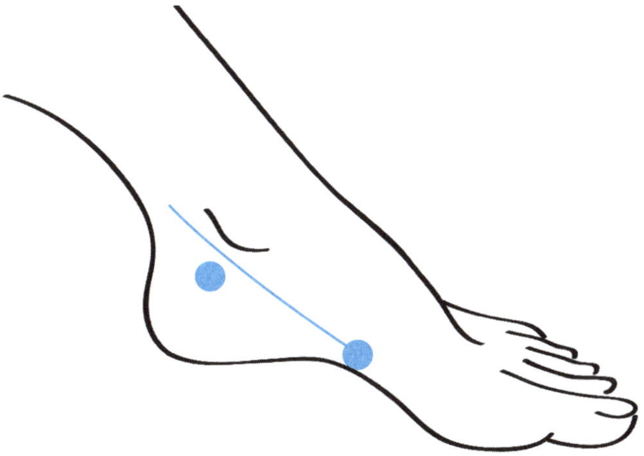

Ischiasschmerzen und Hexenschuss

Gehen Sie auf jeden Fall zum Arzt!

Als unser längster Nerv – er ist ungefähr einen Meter lang – bietet der Nervus ischiadicus (Ischias- oder Hüftnerv) viele Angriffspunkte für Reizungen und Entzündungen. Mit seinen motorischen Fasern versorgt er neben einigen Hüftmuskeln die Beugemuskeln der Ober- sowie Unterschenkel und der Füße. Alle nervlichen Empfindungen werden über ihn in die Wirbelsäule und von dort ins Gehirn geleitet.

Außer einer verschobenen Bandscheibe gibt es noch weitere Ursachen für (die meist einseitig auftretenden) Beschwerden durch den Ischiasnerv. Unterkühlung, Nässe, Überanstrengung, Herdinfektionen, Durchblutungsstörungen oder eine falsche Bewegung können schnell zu Schmerzen führen, besonders bei zu schwacher Muskulatur im Lendenbereich. Tritt der Schmerz jedoch auf beiden Seiten auf, kann es sich um Anzeichen für eine Diabetes handeln.

In 90 Prozent der Fälle haben Ischiasschmerzen nichtentzündliche Ursachen, die frühzeitig erkannt und behandelt werden müssen, um dauerhafte Schäden zu vermeiden. Ischiasbeschwerden können aber auch durch eine ungünstige Lage des Kindes während der Schwangerschaft, durch Tumoren im Bereich der Wirbelsäule, des kleinen Beckens und des Mastdarms und im Zusammenhang mit einer Arthrose im Alter entstehen.

Das Ischiasleiden äußert sich meist durch einen plötzlich auftretenden Kreuzschmerz, der bis ins Bein ausstrahlt: Bei jeder Bewegung werden diese Schmerzen verstärkt, ebenfalls beim Niesen oder Husten – und dann kann auch das Empfinden an der Beinaußenseite und am Fußrücken gestört sein, wobei es zu Gangunsicherheiten kommen kann. Ob das Problem durch eine verschobene Bandscheibe (Bandscheibenvorfall) verursacht wird, lässt sich testen, indem sie versuchen, auf Zehenspitzen zu gehen. Ist Ihnen dies nicht oder nur schwer möglich, suchen Sie bitte sofort einen Facharzt auf.

Ischiasschmerzen treten krampfartig oder als Dauerschmerz auf. Der Nerv ist dann in seinem ganzen Verlauf empfindlich, besonders an den typischen Druckpunkten am Beckenkamm (knöcherner Rand über dem Gesäß – B 27 u. B 31), mittig in der Hautfalte unter dem Gesäß (B 36), in der Mitte der Kniekehlen (B 40) sowie zwischen dem äußeren Knöchel und der Ferse (B 61). Diese Punkte wird der Arzt drücken, um sicherzugehen, dass es sich nicht um Rheuma handelt. Ist der Ischiasnerv betroffen, hat der Patient beim Druck auf diese Punkte dort starke Schmerzen.

Der Arzt wird seinem Patienten Bettruhe, lokale Wärmeanwendung mithilfe eines Heizkissens oder durch Rotlicht und schmerzstillende Tabletten zur Linderung der Schmerzen verordnen. Sie können die Beschwerden auch durch die Akupressur mindern ...

Suchen Sie die oben genannten Regionen unterhalb des Gesäßes, in der Kniekehle und am Fuß.

Klopfen Sie nun mit der Fingerkuppe leicht gegen diese Stellen oder führen Sie kreisende Massagebewegungen aus. Meist genügen schon dreißig Sekunden für jeden Punkt, damit sich die Schmerzen verringern. In welcher Reihenfolge Sie akupressieren, ist hier nebensächlich.

Ergänzen Sie die Behandlung durch den Punkt Gb 43 am Grundgelenk der vierten Zehe. Klopfen oder massieren Sie den Bereich etwa fünf Minuten, sofern es Ihnen möglich ist, sich dorthin zu bücken. Lassen Sie sich gegebenenfalls von Ihrem Partner unterstützen.

Ischiasschmerzen und Hexenschuss

Bitte bedenken Sie: Ein entzündeter Ischiasnerv kann durch die Akupressur nicht geheilt werden. Überprüfen Sie auch Ihre Lebensgewohnheiten. Mangelnde Bewegung und eine falsche Matratze begünstigen alle Arten von Rückenproblemen.

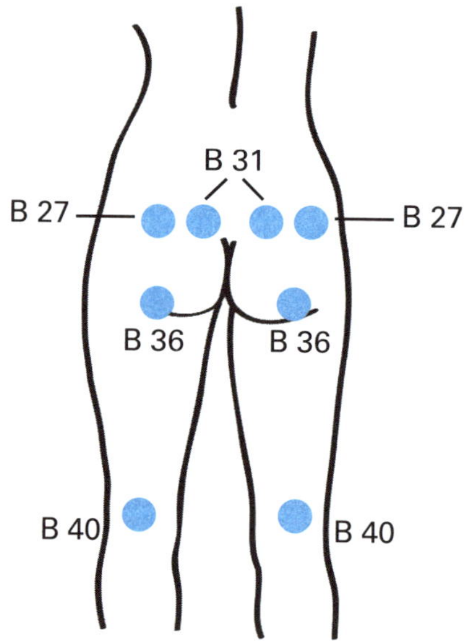

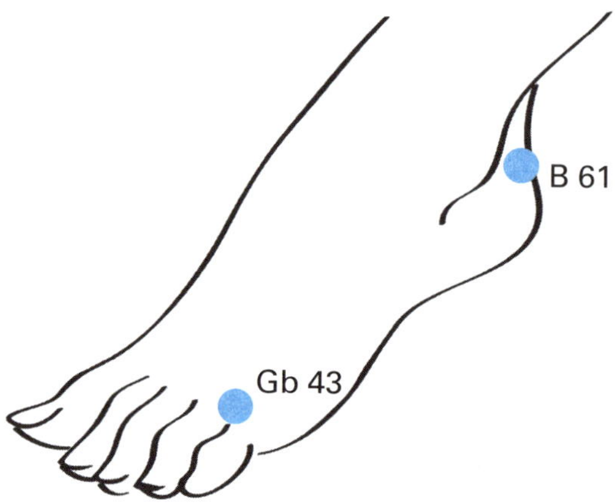

Keuchhusten

Den quälenden Husten lindern

Am Anfang sieht es nur wie eine ganz normale Erkältung aus. Das Kind hustet, aber das ist ja eine meist bekannte und alltägliche Erscheinung. Aber dann, etwa nach acht bis vierzehn Tagen, verstärkt sich der Husten zu krampfhaften Anfällen, meist abends und in der Nacht. Das Kind atmet während des Hustens tief ein, wobei häufig ein pfeifendes Geräusch entsteht. Dieses ungewöhnliche Atmungsgeräusch ist das charakteristische Zeichen für den Keuchhusten. Der krampfartige Husten führt häufig zum Erbrechen, typisch für Keuchhusten. Das Kind ist erschöpft und klagt über Schmerzen, die durch Muskelkater der Atemhilfsmuskeln entstehen kann. Ein Keuchhusten dauert unbehandelt gute sechs Wochen, ein Resthusten kann noch weitere zwei bis drei Monate bestehen.

Keuchhusten kommt bei Kindern zwischen dem ersten und dritten Lebensjahr am meisten vor, obwohl man ihn in jedem Alter bekommen kann. Es handelt sich um eine sehr ansteckende Krankheit, deren Erreger durch Tröpfcheninfektion (Niesen, Husten, Anhauchen) übertragen werden.

Auch wenn sich während des Höhepunktes der Krankheit ein Anfall überaus besorgniserregend anhört und das Gesicht des Kindes bei einem heftigen Anfall aufgrund einer Luftstauung in der Lunge blau verfärbt, wird es nicht zu einem Ersticken kommen: Auf jeden Fall gehört das Kind in ärztliche Behandlung – die durch die Akupressur unterstützt werden kann.

Hat das Kind einen Anfall, dann klopfen Sie mit einem Finger auf einen Punkt auf der Brust – genau dort, wo die obersten Rippen am Brustbein beginnen (N 27). Nach etwa einer halben Minute klopfen oder massieren Sie den Bereich zwischen dem Schultergelenk und dem Ende des Schlüsselbeines (Lu 1 und Lu 2). Nach etwa einer Minute sollte der Anfall vorüber sein. Hält er jedoch an, müssen Sie die Akupressur entsprechend verlängern. Führen Sie diese Behandlung auch zur Vorbeugung durch – am besten täglich dreimal.

Die beiden letzten Akupressurpunkte gegen Keuchhusten befinden sich an den Händen: Nachdem Sie den Daumen Ihres Kindes in die Hand genommen haben, pressen Sie Ihren Daumennagel auf den unteren, nach außen gewandten Rand des Nagelbettes (Lu 11- Meisterpunkt des Halses, entkrampft den Kehlbereich) – eine Minute lang. Anschließend machen Sie dasselbe am Zeigefinger – auf dem unteren dem Daumen zugewandten Nagelbett (Di 1, wirkt positiv auf die Luftröhre), und zwar beide Hände dreimal hintereinander, ebenfalls täglich dreimal.

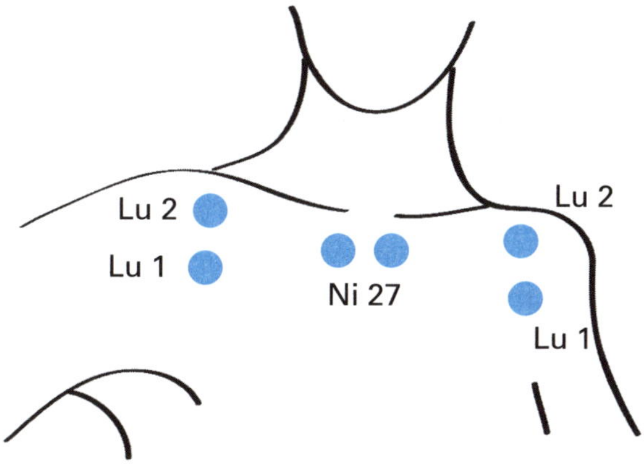

Lu 2
Lu 1
Ni 27
Lu 2
Lu 1

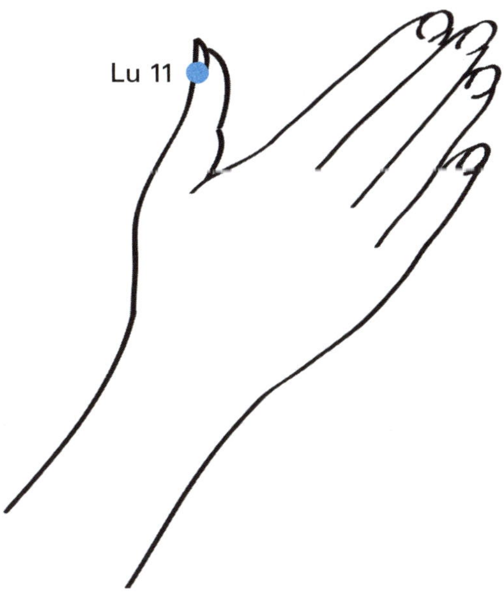

Lu 11

Kopfschmerzen

Es geht auch ohne Medikamente ...

Kopfschmerzen sind keine Krankheit, sondern ein Symptom eines bestimmten Grundleidens. Sie sind oft – wie der Schmerz überhaupt – ein erstes Warnzeichen, dass im Körper irgendetwas nicht in Ordnung ist. Daher sollte man Kopfschmerzen nicht bagatellisieren und schon gar nicht durch andauernden Tablettenkonsum unterdrücken.

Immer wiederkehrendes Kopfweh kann vielfältige Ursachen haben. Auslösende Faktoren sind unter anderem:

- psychische Belastungen,
- beruflicher Stress,
- Infektionen von Nebenhöhlen, Ohren oder Zähnen,
- Verspannung der Nackenmuskulatur,
- Sehstörungen,
- Verstopfung,
- Überlastung von Galle und Leber durch zu fette Speisen,
- hormonelle Störungen,
- Medikamente,
- Wetterfühligkeit,
- aber auch ein Hirntumor.

Sollten Sie also unter Kopfschmerzen leiden, dürfen Sie diese nicht auf die leichte Schulter nehmen. Vielmehr müssen Sie unbedingt einen Arzt aufsuchen, wenn

- Sie ganz plötzlich heftiges Kopfweh bekommen,
- der Schmerz mit Sehstörungen und Benommenheit auftritt,

- die Kopfschmerzen mit hohem Fieber und Erbrechen auftreten,
- das Kopfweh nach einer Kopfverletzung auftritt,
- die Kopfschmerzen immer heftiger werden,
- die Schmerzen mehrere Tage lang bestehen bleiben,
- sie trotz Behandlung nicht verschwinden wollen.

Leiden Sie jedoch nur manchmal unter leichten Kopfschmerzen, so können Sie diese Beschwerden mithilfe der Akupressur lindern.

Treten die Kopfschmerzen nur an einem Ort auf, so genügt es schon, mit der Fingerkuppe auf die schmerzende Region zu pressen – da, wo sie am druckempfindlichsten ist. Genau dort müssen Sie so fest wie möglich drücken und massieren.

Lässt sich der Schmerz jedoch nicht lokalisieren, können Sie diesen mithilfe der Ohrläppchen lindern. Dabei werden diese gleichzeitig zwischen Daumen und Zeigefinger sehr kräftig zusammengepresst – auch wenn es zu Anfang recht wehtut, sollten Sie die Behandlung keinesfalls abbrechen. Auch das Langziehen der Ohrläppchen kann lindern, denn der Kopfbereich wird durchblutet.

Haben Sie allerdings eh einen hochroten und gegebenenfalls heißen Kopf im Zusammenhang mit den Kopfschmerzen, handelt es sich um einen sogenannten »Fülle-Schmerz«. Dann: Finger weg von den Ohrläppchen.

In diesem Fall lassen sie sich von einem Partner helfen. Es sollte den Punkt Gb 20 am Hinterhauptrand, etwa zwei Finger seitlich der Mitte, drücken und dann mit den flachen Händen kräftig von dort aus nach unten bis zum Becken ausstreichen. Dies so lange wiederholen, bis die Fülle den Kopf verlassen hat und der Schmerz nachlässt.

Befindet sich der Schmerz überwiegend am Hinterkopf, empfiehlt es sich, Akupressurpunkte zu behandeln, die sich auf dem Handrücken befinden. Um den Punkt auf der linken Hand zu finden, fahren Sie mit dem rechten Daumen von der Lücke, die sich zwischen dem kleinen und dem Ringfinger der linken Hand befindet, senkrecht den Handrücken hoch. Dort, wo sich der Ansatz der Elle befindet, ertasten Sie vor dem Knöchel eine Vertiefung (Dü 4). Pressen Sie diesen Punkt sehr fest. Wiederholen Sie dies an der anderen Hand, mindestens eine Minute lang.

Genau in der Mitte zwischen den Augenbrauen befindet sich der Punkt PaM 3 (PaM= Punkt außerhalb der Meridiane). Dieser eignet sich hervorragend zur Behandlung von Stirnkopfschmerz. Massieren Sie von oben nach unten über den Nasenrücken hinab, bis der Schmerz nachlässt.

Trinken Sie in jedem Fall zusätzlich viel lauwarmes stilles Wasser, um die Stoffwechselprodukte auszuschwemmen.

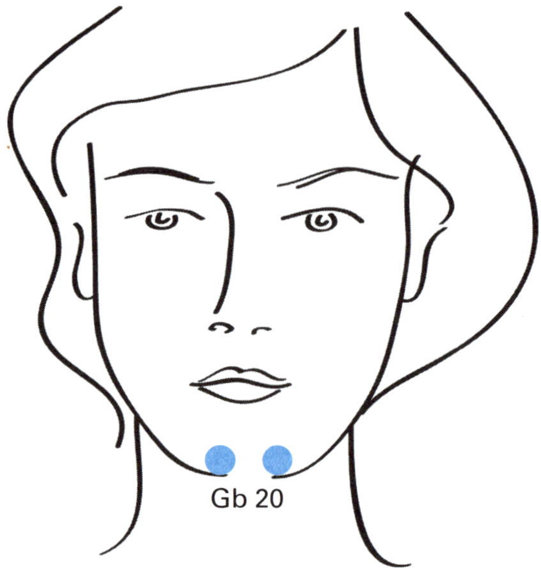

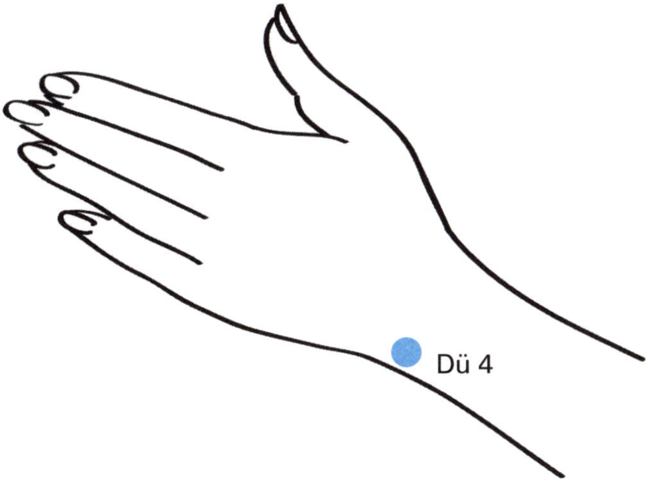
Dü 4

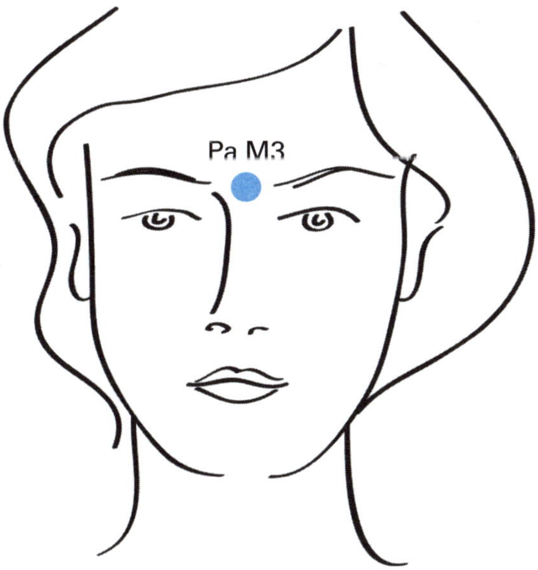
Pa M3

Kreislaufstörungen

Unangenehme Begleiterscheinungen lindern

Das Herz ist der Motor des gesamten Blutkreislaufs: Es pumpt das Blut in den Körper – und zwar im großen Kreislauf vom Kopf bis in die Zehenspitzen. Im kleinen Kreislauf versorgt es die Lunge. Aber das Herz arbeitet nicht nur als mechanische Pumpe, sondern es passt auch seine »Förderleistung« dem jeweiligen Sauerstoffbedarf der einzelnen Organe an.

Bei einer Störung des Kreislaufs sammelt sich meist zu viel Blut in den Organen des Bauches wie Milz und Leber, wo es »gebunkert« wird. Wer lange steht, hat gelegentlich das Gefühl, das Blut komme nicht mehr aus den Beinen hoch.

Es kann zu unangenehmen Kreislaufbeschwerden wie Schwindel, Hitzeanwandlungen oder einem Kältegefühl, Flimmern vor den Augen oder Atemnot kommen. Das Herz schlägt dann häufig schneller, um mehr Blut zu transportieren, welches jedoch nicht genügend nach oben kommt. Die erste Hilfe ist, sich hinzulegen und die Beine hoch zu lagern. Dazu sollten Sie ein großes Glas Wasser trinken, gegebenenfalls mit einer Prise Salz.

Bei Kreislaufstörungen ist die Konsultation eines Arztes unbedingt notwendig, um erste Erkrankungen auszuschließen.

Mithilfe der Akupressur können Sie vegetativ begründetete Kreislaufstörungen verringern.

Setzen Sie sich auf einen Stuhl und legen Sie Ihre linke Hand mit der Innenfläche nach oben auf das linke Knie. Nun denken Sie sich von der Falte, die sich in der Achselhöhle gebildet hat, eine gerade Linie bis zur Spitze des kleinen Fingers. Hier verläuft der Herzmeridian. Beklopfen Sie diese Linie sanft mit vier Fingerkuppen von oben nach unten, etwa drei- bis viermal. Diese Behandlung führen Sie nur einmal am Tag durch – zuerst am linken, danach am rechten Arm.

Massieren Sie anschließend den Rand des Mittelfingernagels an der Seite des Zeigefingers. Am unteren Ende der Nagelfalz befindet sich der Punkt Pe 9, der sich positiv auf den Kreislauf auswirkt. Anschließend massieren Sie genauso die Nagelfalz des kleinen Fingers an der Seite zum Ringfinger (He 9). Damit wird der Herzschlag harmonisiert.

Wenn Sie zwei Wochen lang die genannten Stellen akupressiert haben, kommen folgende Punkte hinzu: Betasten Sie gleichzeitig beide Ohrläppchen, und wenn Sie etwas höher gehen, stoßen Sie auf knorpelartige Wülste. Diese nennen sich »Antitragus«. Rücken Sie nun mit den Fingern noch etwas am Außenrand nach oben, bis Sie deutlich spürbare Vertiefungen erreichen. Hier lieg der OP 25 (Ohrpunkt) mit Namen »Hirnstamm«. In diese Vertiefungen müssen Sie mit den Nägeln der Zeigefinger an beiden Ohren gleichzeitig sehr kräftig fünfmal nacheinander hineinpicken und dabei die Haut hin und herschieben. Es genügt einmal pro Tag.

Kreislaufstörungen

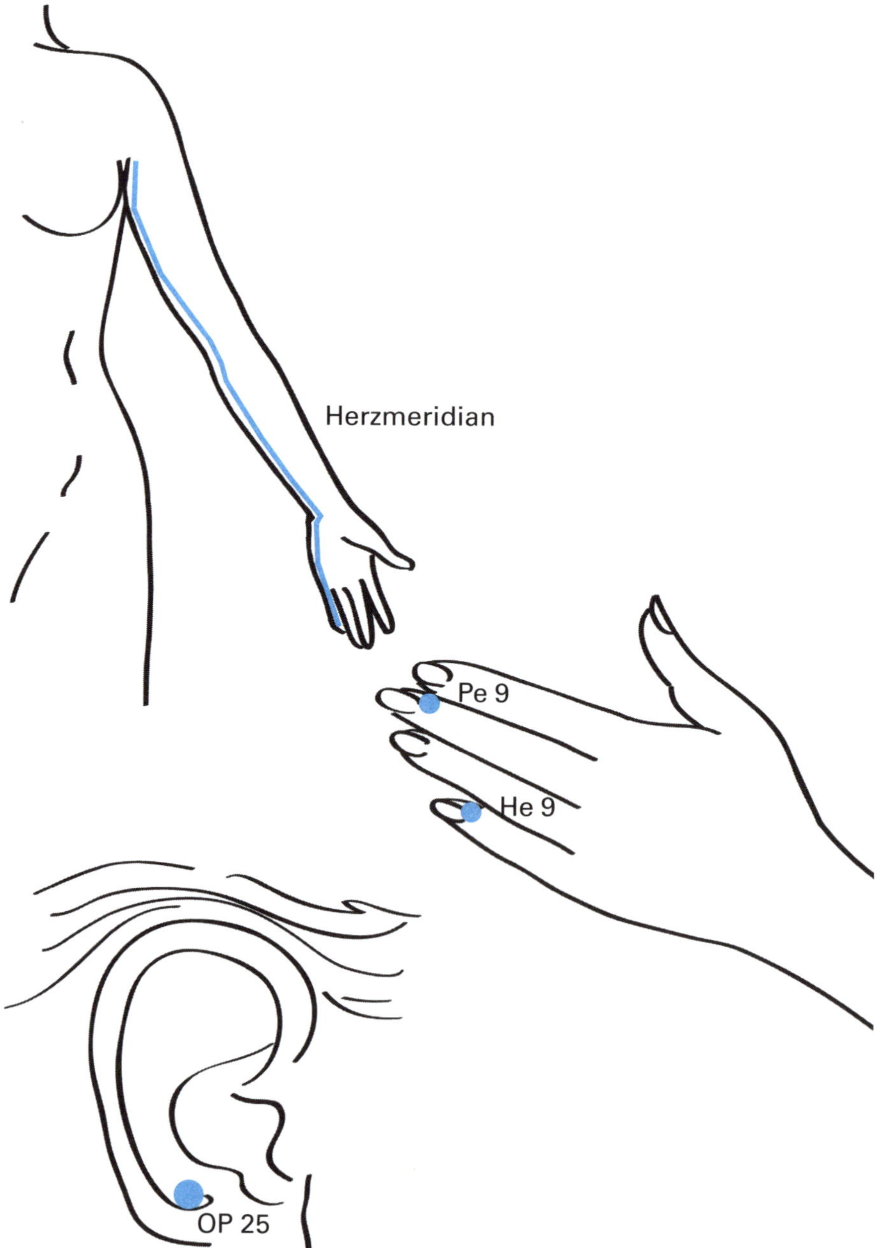

Leberbeschwerden

Unterstützen Sie Ihr »Kraftwerk«

Die Leber ist die größte Drüse des menschlichen Körpers, und sie wird immer wieder mit einer chemischen Fabrik verglichen. Trotz ihrer ernormen Leistung wiegt dieses wichtigste Stoffwechselorgan beim erwachsenen Menschen nur rund eineinhalb Kilogramm. Die Leber liegt im rechten Oberbauch, unmittelbar unter dem Zwerchfell. Man unterscheidet zwischen dem großen rechten Lappen, der zugleich den rechten Hauptteil der Leber ausmacht, und dem kleineren linken Lappen, der mit dem viereckigen und dem geschwänzten Lappen den linken Hauptteil darstellt.

Eine Hauptaufgabe der Leber ist die Entgiftung. Die gesamte Blutmenge, die sich im Darm mit Nährstoffen vollgesogen hat, wird erst einmal in der Leber gefiltert, bevor sie in den übrigen Organismus gelangen darf. Dabei hat die Leber dem Blut auch einen Großteil von Kohlehydraten entnommen und gespeichert, damit der Körper einen Zuckervorrat hat, von dem er zehren kann. Außerdem wird von der Leber die Gallenflüssigkeit produziert, die in der Gallenblase gespeichert und erst dann vom Darm abgerufen wird, wenn er Fett verdauen muss.

Obwohl die Leber täglich, ja eigentlich nach jeder Mahlzeit oder bei übermäßigem Alkoholgenuss mit schädlichen Substanzen bombardiert wird, ist es bemerkenswert, welche gewaltige Entgiftungs- und Stoffwechselleistung sie ohne Schädigung ihrer Zellen vollbringt. Tatsächlich ist die Leber ein Organ mit sehr großen inneren Reserven und sie hat eine erstaunliche, oft sogar überschießende Fähigkeit, sich zu regenerieren. Man schätzt, dass ein Siebtel der Lebermasse ausreicht, um die Funktionen dieser Drüse aufrechtzuerhalten. Beim Ausfall von sechs Siebtel des Lebergewebes ist dieses Organ noch in der Lage, sich wieder zu erholen, neue Leberzellen zu bilden und sich zu regenerieren, wobei jedoch eine strenge Diät notwendig ist.

Trotz dieser enormen Abwehr- und Regenerierungskräfte sind Lebererkrankungen gar nicht so selten. Infektionen durch Erreger, wie z. B. bei der Virushepatitis, müssen unbedingt ärztlich behandelt werden. Überlastungserkrankungen der Leber (z. B. Fettleber) oder durch zu starken Alkoholgenuss bedingte Leberzirrhose (Zerstörung der Leberzellen) können ersthafte und z. T. lebensbedrohliche Folgen haben. In jedem Fall ist der Arztbesuch unumgänglich!

Selbstverständlich kann die ärztliche Behandlung durch Akupressur unterstützt werden.

Zwei wichtige Punkte liegen auf den Füßen. Gehen Sie zur Innenseite des Nagels Ihrer großen Zehe. Tasten Sie zwei bis drei Finger breit vom Nagelrand Ihrer großen Zehe hin zum Fußrücken. Hier liegt der Punkt Le 2. Er wirkt postiv bei Leber- und Gallenerkrankungen mit z. T. spastischen Schmerzen. Akupressieren Sie diese Stellen gleichzeitig, indem Sie mit sehr kräftigem Druck die Haut von den Zehen weg massieren, dreimal täglich drei Minuten lang.

Ein weiterer Behandlungspunkt befindet sich außen am Fuß etwa zwei Finger breit über dem Sprunggelenk (MP 6). Dieser Punkt, auch Kreuzung der 3 Yin genannt, ist ein Meisterpunkt bei funktionellen Störungen der Bauchorgane. Massieren Sie mit kräftigem Duck von hinten nach vorn.

Drei Finger unterhalb der Brustwarze des Mannes bzw. in der unteren Brustfalte bei der Frau liegt der Mu-Punkt (Alarmpunkt) der Leber (Le 14). Ist dieser sehr empfindlich, ist die Leber überlastet. Klopfen Sie hier sanft, besonders, wenn sie emotional mit viel Ärger belastet sind.

Auch am Ohr können Sie die Funktion Ihrer Leber anregen, aber nur rechts, weil die Leber im Körper rechts liegt. Besonders wenn Ihnen »eine Laus über die Leber gelaufen« ist, sollten Sie einen Zeigefinger in die rechte Ohrmuschel auf die Region knapp über dem Gehörgang legen. Wandern Sie nun über den Knorpel (Helixwurzel) und dann ca. einen Zentimeter nach rechts außen an den Rand der Antihelix. Hier liegt die Leberzone, die Sie mit kräftigem Druck massieren. Dabei tief ein- und betont ausatmen.

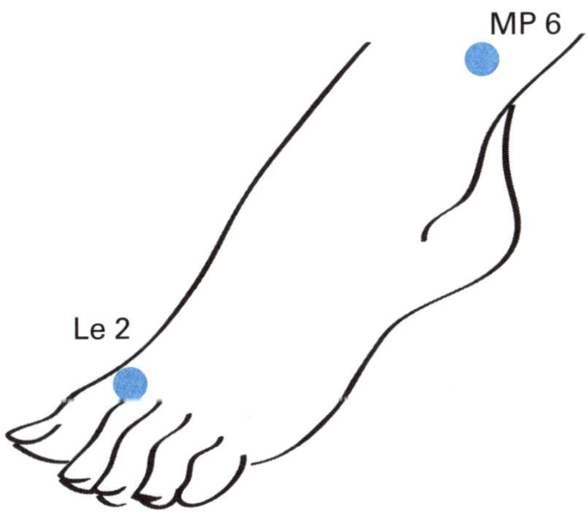

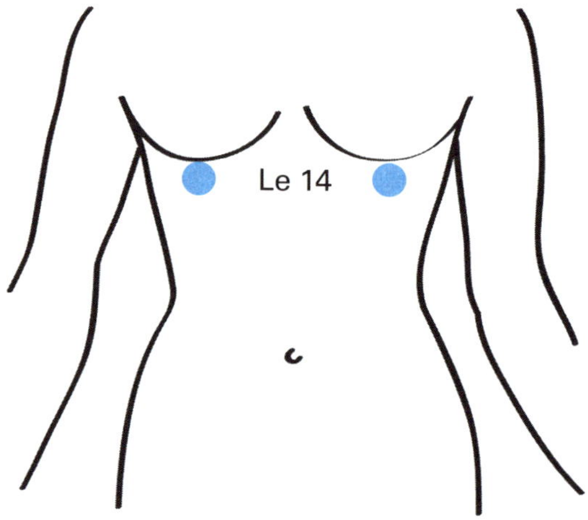
Le 14

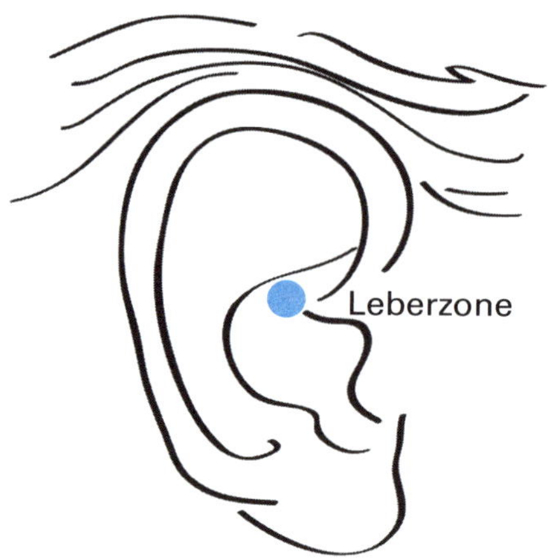
Leberzone

Magengeschwür

Was schlägt Ihnen auf den Magen?

Geschwürbildungen im Magen sind keineswegs selten, und vor allem Männer in den mittleren Jahren werden von ihnen heimgesucht. Dabei sind hagere Typen häufiger betroffen, was aber nicht heißen soll, dass sich nicht auch mollige Frauen ein Magengeschwür einhandeln können. Recht oft leiden auch Raucher darunter.

Verschiedene Faktoren spielen bei der Bildung eines Magengeschwürs eine Rolle. In den lezten zehn Jahren ist ein Erreger, der Heliobacter Pylorie in den Blick der Medizin gerückt. Ihm ist die Bildung von Geschwüren im Magen und Zwölffingerdarm nachzuweisen. Doch auch Medikamente wie z. B. Aspirin, über einen längeren Zeitraum eingenommen, oder emotionale Belastungen, die an uns »nagen«, können ein Magengeschwür auslösen.

Was geschieht dabei im Magen? Durch eine vermehrte Magensäureproduktion oder eine Störung der Schutzmechanismen der Magenwand kommt es dazu, dass die Magensäuren die Magenwand direkt angreifen, sie gleichsam selbst verdauen und so ein Loch in die Schleimhaut fressen. Es entsteht ein Teufelskreis: Die entstandene Entzündung löst durch Reflexmechanismen eine erhöhte Magensäureproduktion aus, wodurch die Geschwürbildung noch weiter begünstigt wird. So kann sich der zunächst winzige Defekt weiter ausdehnen und immer mehr Magengewebe wird ein Opfer der Selbstverdauung. Schließlich entsteht ein großes Geschwür mit einem Geschwürkrater, der bis an die Muskelwandung des Magens heranreicht. In sehr schweren Fällen kann es zu einem Durchbruch der Magenwand mit lebensgefährlichen Blutungen kommen.

Magengeschwür

Magengeschwüre verursachen zumeist erhebliche Schmerzen. Je nach Sitz des Geschwürs kann der Schmerz unmittelbar nach dem Essen oder in den Zeiten zwischen den Mahlzeiten am schlimmsten sein. Jedoch sind der Schmerz nach dem Essen und der Nüchternschmerz am Morgen typisch für dieses Leiden.

Nicht selten besteht eine Verknüpfung zwischen der Häufigkeit von Magengeschwüren und bestimmten Charaktereigenschaften oder Wesenszügen der Betroffenen. Insbesondere sehr gewissenhafte, ehrgeizige, strebsame, verschlossene, jeden Ärger in sich »hineinfressende« Menschen neigen zu Magengeschwüren. Auch übermäßig beanspruchte, gestresste Menschen scheinen ein Abonnement auf das Leiden zu haben.

Dieser Zusammenhang ist durch die enge Koppelung der Magenfunktion mit psychischen und zentralnervösen Faktoren und durch die Steuerung durch das vegetative Nervensystem erklärbar. Jedoch sind diese Mechanismen nicht so einfach, um zu behaupten, ein Magengeschwür sei in jedem Fall als Quittung für eine Überlastung anzusehen.

Wie lässt sich ein Magengeschwür behandeln? In erster Linie sollte für eine Änderung der Lebensweise und der Ernährung gesorgt werden. Zudem muss der Betroffene eine strenge Magenschondiät einhalten, damit der Magen möglichst wenig belastet wird. Und diese Diät kann durch Akupressur merklich unterstützt werden. Magenschleimhautreizungen lassen sich mit der Akupressur sogar innerhalb weniger Tage zum Abklingen bringen.

Suchen Sie die Punkte, die sich drei Finger breit oberhalb und drei Finger breit links und rechts neben Ihrem Bauchnabel befinden (Ma 24) und massieren Sie diese mit mittelstarkem Druck nach unten – dreimal täglich zwei bis drei Minuten lang.

Ein anderer Punkt befindet sich in der Mitte Ihres Bauches, und zwar zwei Finger breit unterhalb des Brustbeinfortsatzes (KG 13). Massieren

Sie diese Stelle ebenfalls dreimal täglich zwei bis drei Minuten lang nach unten.

Aber auch an Ihren Unterschenkeln finden Sie Regionen, mit denen Sie die ärztliche Behandlung Ihres Magengeschwürs unterstützen können: Setzen Sie sich auf einen Stuhl und ertasten Sie an beiden Beinen jene Stellen, die drei Finger breit unterhalb Ihrer Kniescheibenmittelpunkte zu finden sind. Nun rücken Sie jeweils einen Finger breit nach außen an den Rand des Schienbeins (M36, Dreimeilenpunkt) und massieren diese Punkte recht kräftig nach unten – ebenfalls dreimal täglich drei Minuten lang. Der Dreimeilenpunkt verbessert den Energiefluss in allen Meridianen und fördert die Verdauung.

Bitte beachten Sie, dass mit der Akupressur allein keine Heilung zu erreichen ist. Folgen Sie den Anweisungen Ihres Arztes.

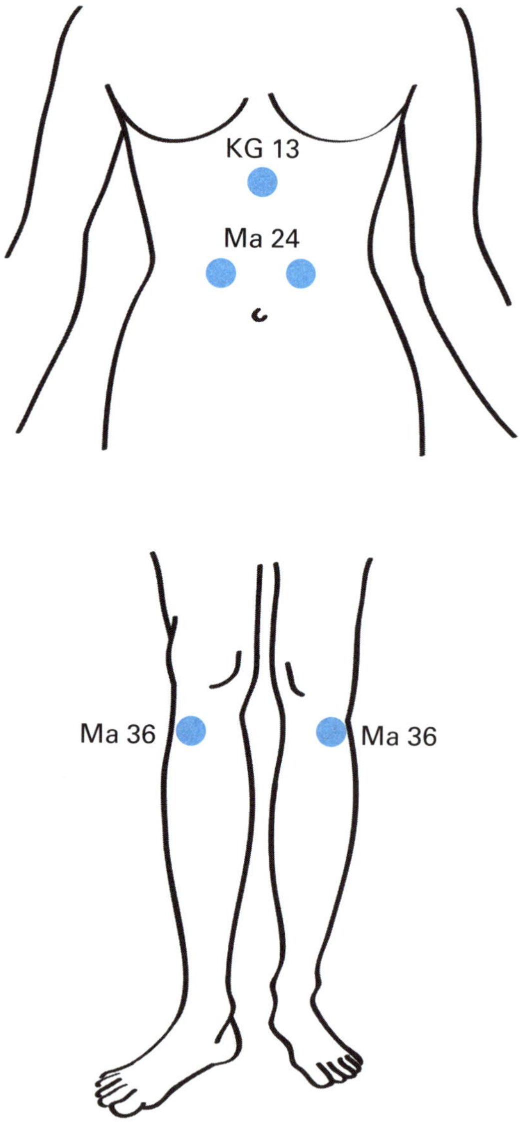
KG 13
Ma 24
Ma 36
Ma 36

Mandelentzündung

Akupressur – eine vernünftige Alternative!

In den 60er- und 70er-Jahren des letzten Jahrhunderts wurden vielen Kindern die Mandeln entfernt. Die Medizin hielt sie für Träger von Infektionsherden, auf die der Mensch verzichten kann. Heute weiß man, dass die Tonsillen, so ihr medizinischer Name, wichtige Funktionen in der Infektabwehr übernehmen. Eine Mandelentzündung ist nichts anderes als eine gesunde Reaktion des Körpers auf einen Infekt. Es gilt also, die Mandeln in ihrer Funktion zu unterstützen, anstatt sie zu entfernen. Nur wenn die Mandeln nach zu häufigen Infektionen stark zerklüftet sind, permanent Erreger darin Unterschlupf finden und sie ihre Aufgaben nicht mehr erfüllen können, ist eine Entfernung nötig.

Bei Kindern erkranken die beiden kirsch- bis pflaumengroßen Mandeln besonders oft. Im Kindesalter schult der Körper seine Abwehr. Daher sind Kinder häufig krank. Aber auch Erwachsene sind nicht gegen die Mandelentzündung gefeit. Anfänglich spürt man ein Trockenheitsgefühl, ferner Kratzen und Brennen im Hals mit einem Zwang zum Räuspern und Husten. Das Schlucken ist oft schmerzhaft, der Rachenring mit Gaumenzäpfchen und Mandeln ist geschwollen und gerötet.

Viele Menschen greifen bei einer Mandelentzündung zu scharfen Gurgelmitteln – die aber keinerlei Wirkung haben, weil sie beim Gurgeln die Mandeln nicht bespülen und die angegriffene Schleimhaut nur zusätzlich reizen. Lauwarmer Salbeitee für eine tiefe Rachenspülung und als Getränk sowie lauwarme Halswickel regen auf sanfte Weise die Abwehrkräfte an und unterstützen die Mandeln in ihrer Funktion. Homöopathische Mittel wie Belladonna, das gegen Rötung und Schwellung wirkt, kann dies noch unterstützen.

Mandelentzündung

Eine weitere Alternative ist die Akupressur! Mit ihr lassen sich die Beschwerden bei einer Mandelentzündung erheblich lindern.

Legen Sie zwei Finger übereinander in die Kehlgrube. Tasten Sie vom oberen Finger zwei Finger breit zur Seite nach rechts und links. Hier finden Sie den Punkt M10. Massieren Sie ihn mit sanften Kreisbewegungen.

An den Ohren befinden sich drei sogenannte »Tonsillenpunkte«. Beginnen Sie am Außenrand des Ohres (Helix), etwa einen Finger oberhalb des Ohrläppchens. Finden Sie mithilfe des Daumennagels die empfindlichste Stelle (dies gilt auch für die anderen beiden Punkte). Dies ist der OP 75. Drücken Sie hier mehrmals kräftig mit dem Nagel hinein. Es darf wehtun. Wandern Sie nun die Helix zur Hälfte des Ohres hoch, bis Sie auf gleicher Höhe mit der gegenüberliegenden Helixwurzel sind (da, wo der Knorpelrand sich ins Ohr hineinwindet). Hier liegt der Punkt Op 74. Behandeln Sie ihn wie oben beschrieben. Schließen Sie die Ohrpunktbehandlung mit der Ohrspitze ab, dem OP 73 (er liegt ca. einen halben Zentimeter neben dem Allergiepunkt). Kneifen Sie kräftig in die Ohrspitze. Es ist möglich, dass sich ihr Ohr rötet und heiß wird. Dies ist eine positive Reaktion.

Ein weiterer Punkt ist der Ihnen schon bekannte Punkt Di 4 auf dem Handrücken, zwischen Daumen und Zeigefinger. Legen Sie Ihren rechten Daumen auf diese Stelle der linken Hand und den Zeigefinger auf deren Innenseite. Jetzt drücken Sie mit dem Daumen kräftig zu und schieben dabei die Haut hin und her. Nach etwa dreißig Sekunden machen Sie das Gleiche an der rechten Hand. Spüren Sie dabei, wie die akupressierte Stelle empfindlich reagiert? Empfinden Sie sogar einen stechenden Schmerz? Das ist in Ordnung, denn Sie haben die richtige Stelle gedrückt – und sollten die Behandlung dreimal am Tag durchführen.

Beenden Sie Ihre Behandlung mit dem Meisterpunkt des Halses, Lu 11.

Klopfen Sie zuerst mit der Kuppe des rechten Zeigefingers etwa zwei Millimeter neben dem Ansatz des Daumennagels auf der Außenseite des linken Daumens. Nachdem Sie den Daumen so mindestens dreißig Sekunden lang akupressiert haben, nehmen Sie sich den rechten Daumen vor und behandeln ihn ebenfalls so. Drei- bis fünfmal täglich sollten Sie dies an den beiden Daumen durchführen.

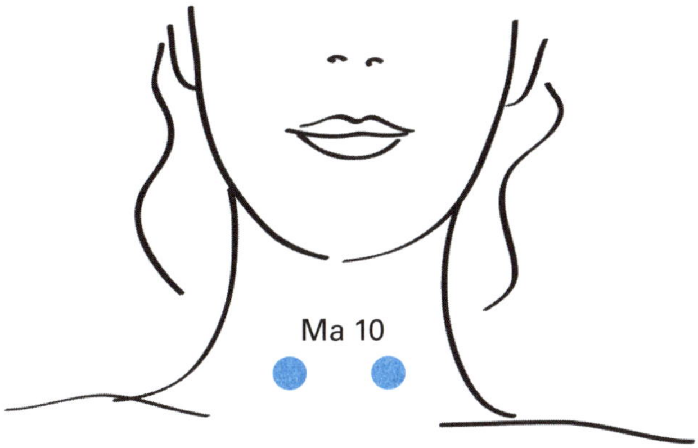

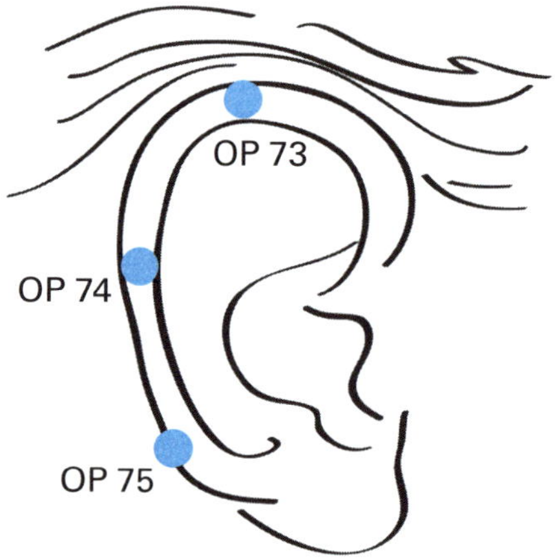
OP 73
OP 74
OP 75

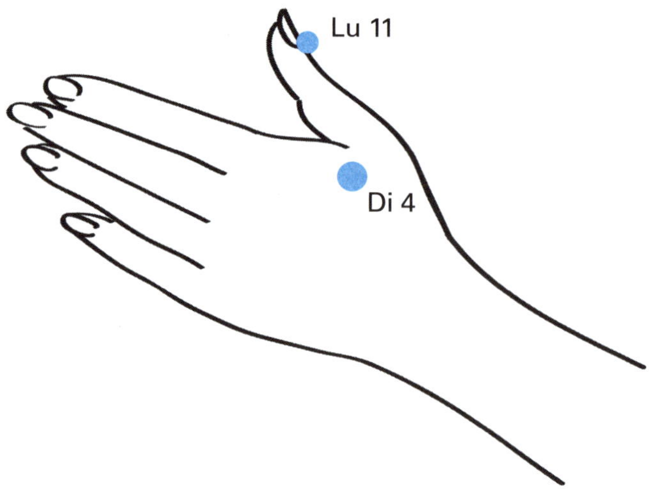
Lu 11
Di 4

Menstruationsstörungen

Wie Sie krampfartige Unterleibsschmerzen lindern ...

Es gibt unter den Körperfunktionen des Menschen nicht viele Vorgänge, die sich so selten an die Regeln halten wie die Regel der Frau. Die Menstruation (vom lateinischen *menstruus* gleich »monatlich«) beginnt allgemein im Alter zwischen zehn und fünfzehn Jahren.

Im Prinzip sollte der Monatszyklus 28 Tage dauern, aber nicht selten beträgt der nur 20 bis 22 oder auch 34 bis 36 Tage. Die Regel der Frau verläuft normal, wenn die Menstruation immer in denselben Abständen auftritt, ganz gleich, ob diese länger oder kürzer als 28 Tage sind.

Solange eine Frau gesund ist, wird sie mit den physiologischen Schwankungen fertig, die ihr mit der monatlichen Regel auferlegt sind. Doch wenn körperliche oder seelische Belastungen auftreten, greifen sie die Substanz an. Es kommt zu kleinen Unregelmäßigkeiten, mit verstärkter oder verringerter Blutung, Schwächeanfällen, z. T. migräneartigen Kopfschmerzen und Unterleibsschmerzen.

Da sich hinter den Menstruationsbeschwerden gelegentlich eine ernste Krankheit verbergen kann, ist der Besuch eines Arztes ratsam. Liegt keine Erkrankung der Geschlechtsorgane, sondern eine allgemeine Überlastung vor, die zu den Beschwerden geführt hat, kann die Akupressur hilfreich sein.

Wenn Sie unter krampfartigen Schmerzen leiden, sollte die Region zwischen dem Bauchnabel und der Schamhaargrenze akupressiert werden: Zunächst legen Sie die ganze (warme!) Handfläche direkt unter Ihren Nabel auf den Bauch und üben einen leichten Druck aus. Spüren

Sie, wie die Wärme in den Bauch ausstrahlt? Sehr gut! Nun finden Sie den Punkt KG 6, das »Meer der Energie« etwa zwei Finger breit unterhalb des Bauchnabels. Akupressieren Sie sanft etwa fünf Minuten lang. Wandern Sie dann mit den Fingern etwas tiefer, knapp oberhalb der Schambeinmitte zu Punkt KG 4. Akupressieren Sie auch hier etwa fünf Minuten lang.

Macht Ihnen eine unregelmäßige Monatsblutung zu schaffen, so können Sie diese ebenfalls regulieren. Dabei helfen Punkte nahe der Fußsohlen im Fußgewölbe. Setzen Sie sich auf einen Stuhl und legen Sie den linken Fuß auf Ihren rechten Oberschenkel. Nun massieren Sie mit Ihrem Daumen einen Punkt, der sich an der Fußunterseite auf der Linie der Großzehe befindet, etwa drei Finger breit vom Großzehgrundgelenk entfernt (MP 3), zwei Minuten lang mit mittlerem Druck. Anschließend akupressieren Sie genauso den rechten Fuß. Diese Behandlung sollten Sie dreimal täglich durchführen.

Verläuft Ihre Periode dagegen verlängert und gegebenenfalls verstärkt, so nutzen Sie den Punkt MP 6, den Treffpunkt der 3-Yin. Er liegt an der Innenseite des Unterschenkels, etwa drei Finger breit über dem Sprunggelenk. Massieren Sie ihn sanft, auch bei Gebärmutterkrämpfen.

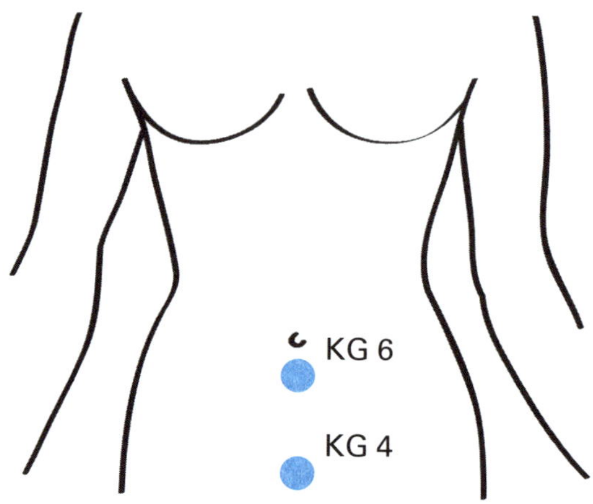

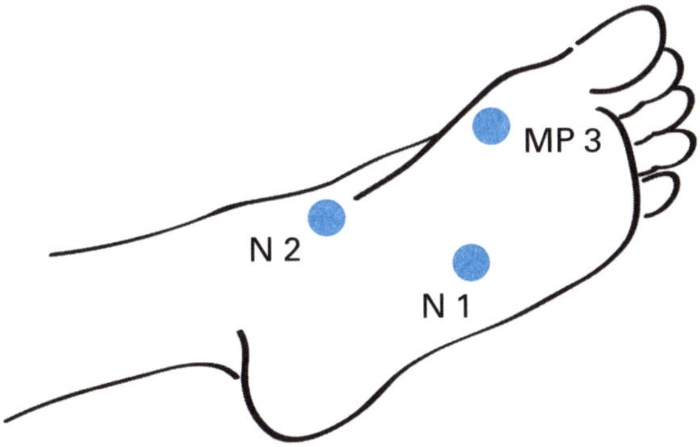
MP 3
N 2
N 1

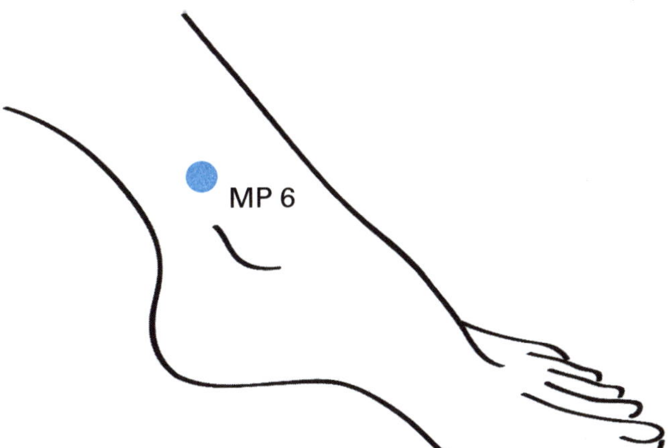
MP 6

Migräne

So lindern Sie den Schmerz!

Neuere Untersuchungen an der Universität Kiel bestätigen, dass Migräne durch eine Störung der Reizverarbeitung im Gehirn entsteht. Die Veranlagung dazu ist genetisch bedingt und trifft mehr Frauen als Männer.

Die Nervenzellen produzierten innerhalb kürzester Zeit eine Überdosis Botenstoffe wie auch das Glückshormon Serotonin. Es verengt die Adern und hemmt Entzündungsprozesse.

Als Gegenreaktion beginnt der Körper, die Überdosis des Botenstoffs abzubauen, sodass schließlich zu wenig Serotonin übrig bleibt. Die Hirnhautgefäße weiten sich und werden durchlässig für gewebefeindliche Stoffe. An diesen Gefäßen entstehen kleine Entzündungen, die den pochenden Schmerz im Kopf verursachen. Bis der Körper diese Störungen beheben kann, vergehen oft bis zu 72 Stunden. Dann lässt der Schmerz nach, eine Phase der Erschöpfung tritt ein. Das Gehirn braucht etwa zwei bis drei Tage, um sich zu regenerieren. Bleibende Schäden enstehen aber nicht.

Migräneanfälle beginnen oft mit Übelkeit, extremer Licht- und Geräuschempfindlichkeit sowie allgemeinem Unbehagen. Danach schließen sich zeitweise kaum zu ertragende Kopfschmerzen an, die wellenförmig, im Rhythmus der Pulsschläge, auftreten und oftmals von Erbrechen und Augenflimmern begleitet werden. In schweren Fällen sind Lähmungen und unwillkürliche Urinausschüttungen möglich.

Die ersten Migräneanfälle können schon in der Kindheit, meistens aber in der Pubertät auftreten. Eine familiäre Veranlagung ist möglich. Bei

Frauen können sich die Anfälle in den Tagen vor der Periode häufen. Schließlich können Erregung, Stress und Wetterwechsel einen Anfall auslösen.

Wenn Sie unter Migräne leiden, sollten Sie stets einen Arzt zurate ziehen. In der modernen Medizin werden Kinesiologie, Akupunktur und Neuraltherapie eingesetzt, um dem Schmerz zu beheben. Auch die Methoden des Biofeedback sind hilfreich. Dabei können Sie die Behandlungen durch die Akupressur wunderbar unterstützen und bei einem Migräneanfall die Schmerzen lindern.

Da eine Migräne aus verschiedenen Schmerzkomponenten besteht, hat sich gezeigt, dass eine Konzentration auf ein Einzelsymptom während der Behandlung dieses schneller zum Verschwinden bringt, als geistig unbeteiligt zu sein.

Konzentrieren Sie sich im ersten Durchgang auf das vorrangige Symptom (z. B. ein Schmerz im linken Auge).

Klopfen Sie mit Zeige und Mittelfinger kreisförmig um den Hauptschmerzbereich herum. Atmen Sie dabei tief und gleichmäßig.

Beklopfen Sie dann folgende Punkte der Reihe nach:

Gb 1 am äußeren Augenwinkel
Ma 1 mittig unter dem Auge, auf dem Jochbein
LG 26 mittig unter der Nase
MP 21 etwa eine Hand breit unterhalb der Achselhöhle
KG 2 in der Mitte des Schambeinoberrandes
Ma 36 etwa zwei Finger breit unterhalb der Kniescheibe und einen Finger breit seitlich nach außen am Schienbeinrand.
Lu 7 etwa zwei Finger vom Hangelenk entfernt im Verlauf der Daumenlinie an der Speiche

Wiederholen Sie diese Behandlung, bis der erste Schmerz nachlässt.

Konzentrieren Sie sich nun auf das jetzt vorrangige Symptom und behandeln Sie so alle Schmerzanteile nacheinander.

Bei den nächsten Stellen, die bei Migräne akupressiert werden sollten, genügt ein leichtes Klopfen mit dem Zeige- oder Mittelfinger. Die Punkte liegen auf dem Mittelscheitel und werden stets in der Richtung, wie der Schmerz zieht, behandelt.

Oft klingen die Schmerzen ebenfalls ab, wenn der Nacken links und rechts neben der Wirbelsäule, vom Haaransatz nach unten bis zur Schulter, akupressiert wird (Gb 10 und 11). Hier sollte – wieder auf beiden Seiten gleichzeitig – mit starkem Druck abwärts massiert werden, damit sich die Verspannungen in der Muskulatur lösen können.

Ein weiterer Behandlungspunkt liegt an den Händen in die Mulde zwischen Daumen und Zeigefinger auf dem Handrücken (Di 4). Drücken Sie hier kräftig. Es darf wehtun. Trinken Sie während und nach der Akupressurbehandlung viel warmes, stilles Wasser oder leichten Inwertee.

Ist ein Symptom gelindert oder ganz verschwunden, richten Sie Ihre Aufmerksamkeit auf das nächste Symptom. Wiederholen Sie die Behandlungsdurchgänge immer so lange, bis eine deutliche Besserung eingetreten ist. Den größten Erfolg erzielen Sie, wenn Sie schon bei den ersten Anzeichen einer Migräne mit der Behandlung beginnen.

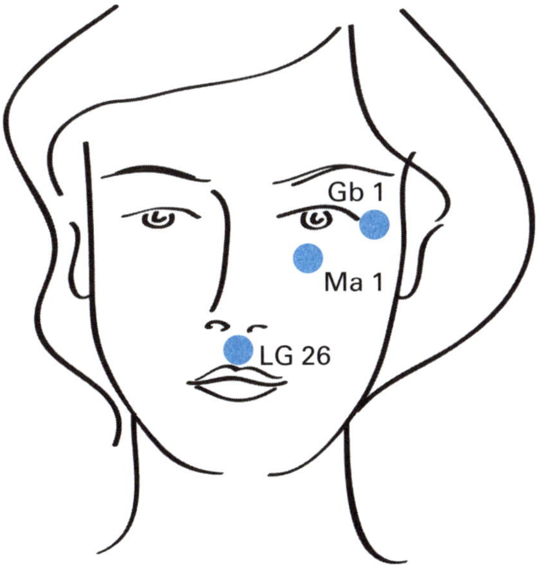
Gb 1
Ma 1
LG 26

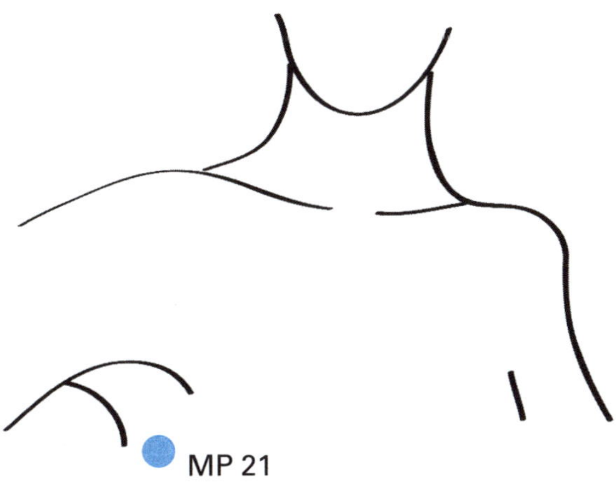
MP 21

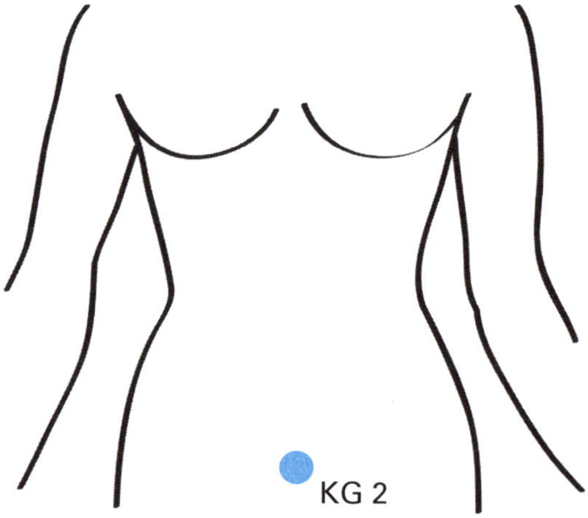
KG 2

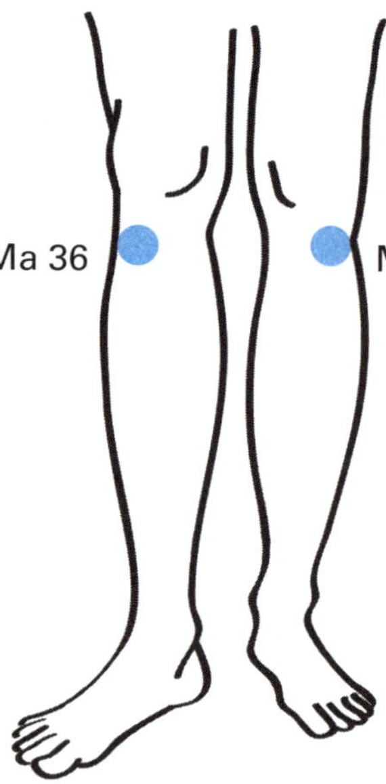
Ma 36
Ma 36

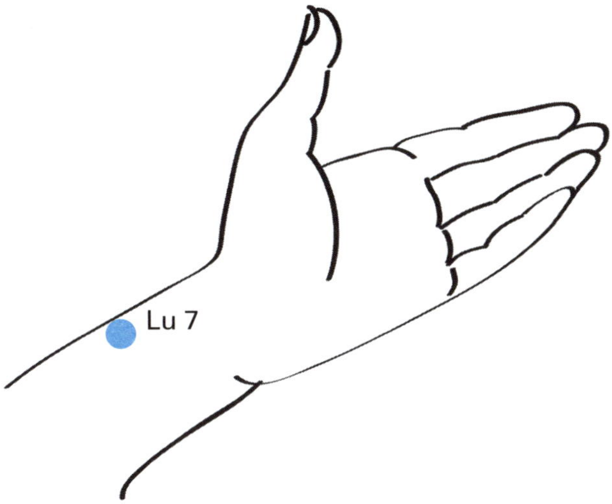
Lu 7

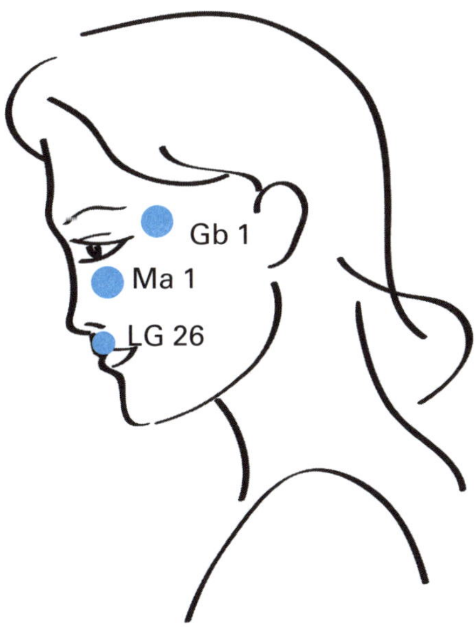
Gb 1
Ma 1
LG 26

Nierenbeschwerden

Wie Sie ihre Funktion anregen ...

Die Nieren liegen außerhalb des Bauchraumes in Rückennähe, etwa eine Hand breit neben der Wirbelsäule. Ihre wichtigste Aufgabe ist die Harnbereitung. Fallen die Nieren aus, führt dies zu einem Rückstau von ausscheidungspflichtigen Substanzen und Endprodukten des Stoffwechsels (unter anderem Harnsäure, Harnstoff) und somit zu einer inneren Vergiftung (Harnvergiftung, Urämie). Neben der reinen Ausscheidungsfunktion haben die Nieren auch eine regulierende Aufgabe:

So steht die Nierenfunktion sogar mit der Atmung in einem direkten Zusammenhang, denn Änderungen in der Atmungsstärke beeinflussen die Nierenfunktion, die bei einer derart einseitigen Störung für das Gleichgewicht der Ionen im Organismus sorgen muss. Außerdem muss die Niere eine Durchblutung des gesamten Organismus steuern. Ferner vermag sie Substanzen abzusondern (Renin), die zu einer Erhöhung des Blutdrucks führen und so der Niere mehr Blut zur Reinigung zuführen. Eine Gruppe von Hochdruckleiden wird durch krankhafte Nierenbefunde ausgelöst.

Für die Harnbereitung, die Entgiftung des Organismus und die Regulierung des Mineralhaushaltes reicht eine Niere völlig aus – es ist daher durchaus möglich, eine Niere ohne Gefahr einer Harnvergiftung zu entfernen. Trotzdem wird ein Arzt diese Operation nur nach reiflicher Überlegung vornehmen, weil er nicht weiß, ob und wann die verbleibende einzelne Niere von einer Erkrankung heimgesucht wird und dann das »Reserveorgan« der anderen Seite nicht mehr zur Verfügung steht.

An den oberen Polen beider Nieren befinden sich die kapuzenförmigen Nebennieren. Sie haben aber mit der Nierenfunktion direkt nichts zu tun, sondern dienen der Steuerung hormoneller Regulationen. Allerdings beeinflussen die Nebennieren hormonell die Ausscheidungsfunktion der Nieren und den Mineralhaushalt.

Nieren erkranken recht häufig – besonders bei Frauen, deren Harnröhre erheblich kürzer als bei Männern ist und daher Keime leichter in die Harnwege gelangen lassen. Auch wird eine Gruppe von Hochdruckleiden durch erkrankte Nieren ausgelöst. Funktionsstörungen äußern sich meistens durch einen trüben Urin, aber auch starke Rückenschmerzen deuten auf eine solche Krankheit hin. Die ärztliche Behandlung bei einer Nierenerkrankung ist unumgänglich – doch die Heilung kann mithilfe der Akupressur unterstützt werden.

Setzen Sie sich auf einen Stuhl und suchen Sie an Ihrem Fuß einen Punkt, der einen halben Finger breit hinter und unter dem inneren Knöchel liegt (N 3). Massieren Sie ihn drei Minuten nach unten – zuerst am linken, anschließend am rechten Fuß. Dann ertasten Sie am inneren Ende der Kniegelenkfalte einen Punkt, der sich in der Höhle zwischen zwei Muskelsehnen befindet (N 10). Dort akupressieren Sie ebenfalls drei Minuten lang, aber nach oben – und wieder zuerst am linken, anschließend am rechten Schenkel. Diese Übungen sollten Sie dreimal täglich durchführen.

Ein weiterer Punkt zur Nierenanregung finden Sie an Ihrer Körperseite. Um ihn zu orten, müssen Sie Ihren Oberarm gerade herunterhängen lassen und den Unterarm nach oben anwinkeln. Nun ertasten Sie eine Region am Körper, die vier Finger breit unterhalb der Ellenbogenspitze und drei Finger breit Richtung Bauch liegt (N 15). Massieren diesen Punkt mittelstark in Richtung Unterbauch, zweimal täglich drei Minuten lang zuerst auf der linken, anschließend auf der rechten Seite.

Abschließend massieren Sie gleichzeitig zwei Punkte, die sich drei Finger breit neben dem unteren Rand des zweiten Lendenwirbeldorns befinden (B 30), in Richtung Po. Diese Akupressur sollte mindestens drei Minuten dauern, wobei eine Behandlung pro Tag genügt.

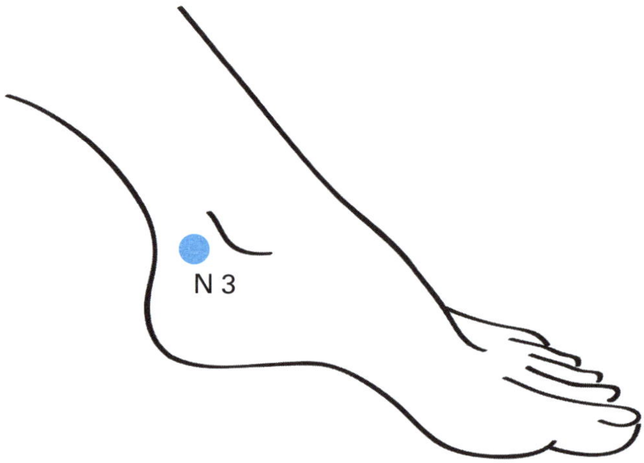

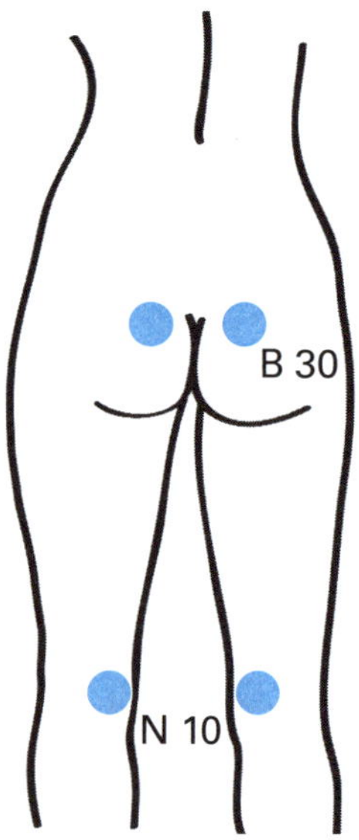

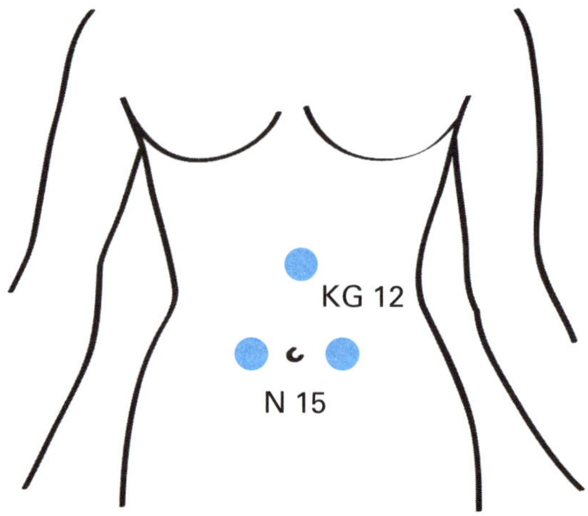

Ohrenerkrankungen

Wenn das Gehör beeinträchtigt ist

Nicht richtig hören zu können ist kein Problem des Alters. Viele Junge Menschen leiden heutzutage unter einer verringerten Hörleistung und unter einem Tinnitus (Ohrgräusch). Bei Erfindung des Walkmans und seiner Nachfolger hat vor gut zwanzig Jahren niemand gedacht, dass das häufige Tragen von Kopfhören und die oft zu laute Beschallung des Ohres zu einer so starken Erhöhung von Hörschädigungen bei jungen Menschen führen wird.

Ob Sie bereits ein Hörgerät benötigen, ist eine Frage, auf die unter Umständen keine klare Antwort gegeben werden kann, denn nicht immer kann ein Hörgerät die Probleme lösen. Kommt ein Tinnitus oder eine Einschränkung des Hörverstehens dazu (die Laute können aufgrund eines Defektes im Reizleitungssystem nicht an die richtigen Hirnareale weitergegeben werden, um das Gehörte in Sinn umzuwandeln), sind sie oft nutzlos.

Inzwischen werden Sie immer missmutiger, weil Sie nur die Hälfte von dem mitbekommen, was Ihnen die Mitmenschen zu sagen haben.

Es lohnt sich, die Akupressur für eine Verbesserung der Hörleistung auszuprobieren.

Doch denken Sie bitte daran: Eine Schwerhörigkeit kann auf einer ernsten Erkrankung beruhen und sollte immer zuerst von einem Arzt untersucht werden.

Den ersten Punkt finden Sie so: Fahren Sie mit dem Zeigefinger von hinten nach vorne am Rand Ihres Ohres entlang. Dort, wo das Ohr in der Schläfengegend mit dem Kopf verwachsen ist, machen Sie halt. Etwa fünf Millimeter unter dieser Stelle finden Sie ein Grübchen. Dies ist der Akupressurpunkt Dü 19, der »Palast des Gehörs«, den Sie drei Minuten lang sanft und kreisförmig massieren.

Der zweite Akupressurpunkt liegt ein wenig unterhalb der vorderen Anwuchsstelle des Ohrläppchens. Wenn Sie den Mund öffnen, spüren Sie dort eine kleine Mulde, die Sie ebenfalls zwei Minuten lang massieren. Dies ist der Punkt Gb 2, auch »Gehörpunkt« genannt. Diese beiden Punkte helfen besonders bei Tinnitus. Anschließend sollten Sie den Punkt 3E 21, das »Ohrtor« akupressieren. Er liegt einen Finger breit oberhalb des oben genannten Punktes Dü 19, etwas zum Ohr hin versetzt.

Wenn Sie sich angewöhnt haben, die vorgenannten Punkte an beiden Ohren täglich zwei- bis dreimal zu akupressieren, werden Sie bald eine spürbare Besserung Ihres Hörvermögens feststellen, solange keine schweren physiologischen Schäden vorliegen.

Eine weitere Möglichkeit, die Schwerhörigkeit mithilfe der Akupressur zu bekämpfen, gibt es an den Füßen. Die Schwerhörigkeit entsteht nämlich häufig durch schlechte Kreislaufverhältnisse im Innenohr. Manchmal spielt auch eine chronische Entzündung eine Rolle. Da hilft die Fußakupressur!

Die entsprechenden Punkte für die Ohren finden Sie unterhalb der beiden kleinen Zehen. Sie liegen am Rand des Überganges von den unteren Zehengelenken zum Fußballen (B 66). Diese Stellen müssen kräftig mit dem Daumen massiert werden. Stoßen Sie dabei auf eine Region, die stechend schmerzt oder auch nur mäßig wehtut, so ist dies ein Anzeichen dafür, dass mit Ihren Ohren gegebenenfalls etwas nicht in Ordnung ist. Akupressieren Sie diese Punkte an beiden Füßen nur einmal pro Tag – etwa zehn Minuten lang. Dagegen sollten die nachfolgend beschriebenen Stellen mindestens dreimal täglich massiert werden.

Ertasten Sie mit dem Finger an der Außenseite des Fußes unterhalb des Sprunggelenks die kleine Kuhle von B 62. Sie kann schmerzhaft sein. Diese Region massieren Sie zwei Minuten bei mittelstarkem Druck in Richtung Knöchel.

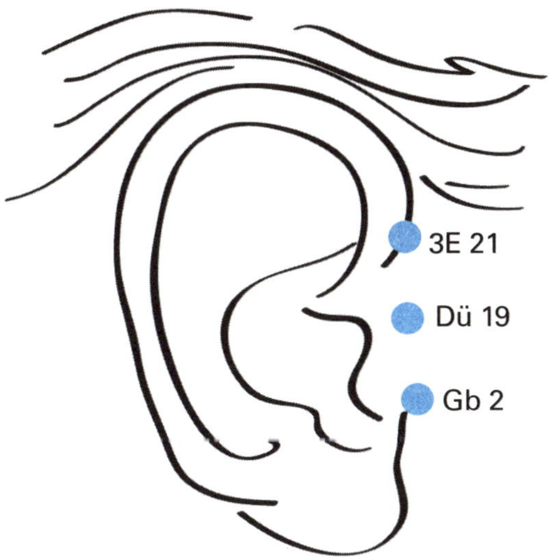

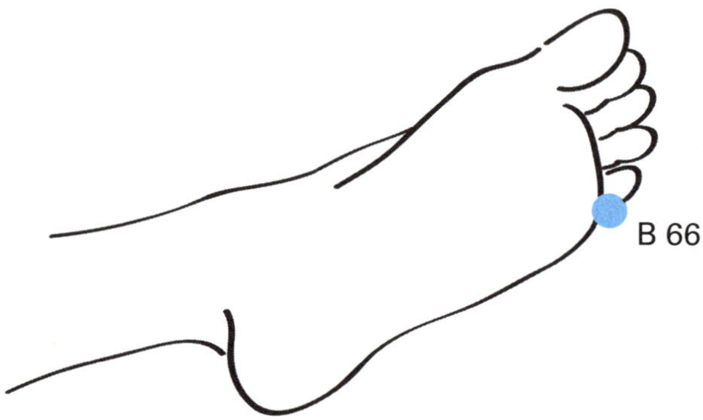
B 66

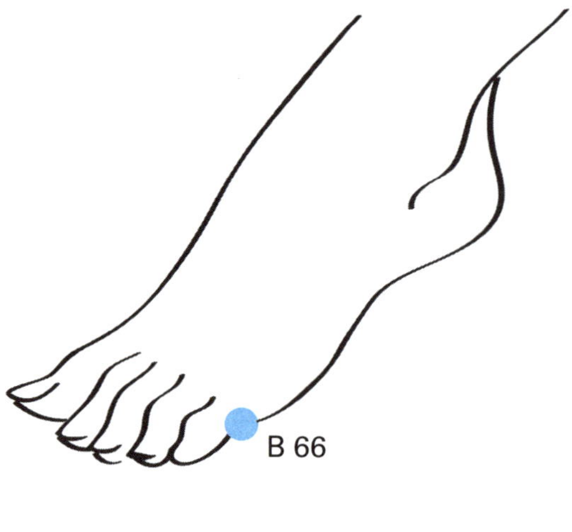
B 66

Phantomschmerzen

Wenn die Schmerzen bleiben ...

Fast alle Menschen, denen ein Körperteil amputiert wurde, haben das Gefühl, das eigentlich nicht mehr vorhandene Glied sei noch da. Sie »spüren« das amputierte Bein, den verlorenen Arm oder Finger.

Während es vor vierzig Jahren die Kriegsveteranen waren, sind es heute häufig Opfer von Unfällen und Tumorerkrankungen, die den Verlust eines Körpergliedes erleiden.

Etwa 30 Prozent aller Amputierten leiden unter Phantomschmerzen – sie spüren heftige und zuweilen sogar unerträgliche Schmerzen in dem entfernten Glied. Auch brustamputierte Frauen berichten über Phantomschmerzen – und nahezu alle Amputierten erleben Phantomgliedempfindungen. In unserem Gehirn ist das Areal des amputierten Gliedes noch immer voll intakt. Reize, die aus der Nähe der Amputationszone zum Gehirn geletet werden, lösen Reaktionen in diesen Arealen aus. Es fühlt sich so an, als wäre das Glied noch vorhanden.

Obwohl das Phänomen des Phantomschmerzes in der Medizin seit Jahren erfoscht wird, gibt es kein »Allheilmittel«. Bei einigen Patienten wirken Schmerzmittel, die bei anderen Patienten gar nichts bewirken. Oft kann mithilfe der Psychotherapie Erleichterung geschaffen werden, wenn der Schock des Verlustes verarbeitet wurde.

Grundsätzlich gilt: Wenn Sie Phantomschmerzen an einem nicht mehr vorhandenen Körperteil haben, sollten Sie zuerst das entsprechende gesunde Glied behandeln. Schmerzt zum Beispiel die amputierte linke Wade, müssen Sie die rechte kräftig massieren. Aber diese Behandlungsmethode lässt sich nicht immer durchführen, zum Beispiel bei einem amputierten Arm. Daher sei noch auf einige Akupressurmethoden hingewiesen.

Legen Sie einen Mittelfinger mitten auf Ihre Schädeldecke, und zwar dort, wo eine gedachte Verbindungslinie zwischen den Gehörgängen beider Ohren verläuft. Anschließend legen Sie den Zeigefinger drei Finger breit hinter den Mittelfinger (LG 20 und Sishencong). Diese Punkte beruhigen und harmonisieren die Psyche, entspannen den Körper und lösen Stagnationen im Bereich der Meridiane des Kopfes. Massieren Sie nun beide Punkte kräftig nach vorne – mindestens drei Minuten lang, auch wenn der Schmerz bereits verschwunden ist. Führen Sie diese Übung mindestens dreimal täglich zur Vorbeugung durch.

Haben Sie noch beide Hände, können Sie Ihre Phantomschmerzen auch mithilfe des Punktes Di 4 (zwischen Daumen und Zeigefinger) und Le 3 (drei Finger oberhalb der Großzehe in Linie der inneren Nagelfalz) behandeln. Dies ist ist eine bekannte und wirksame Punktekombination, um das freie Fließen von Qi (Lebensenergie) zu fördern.

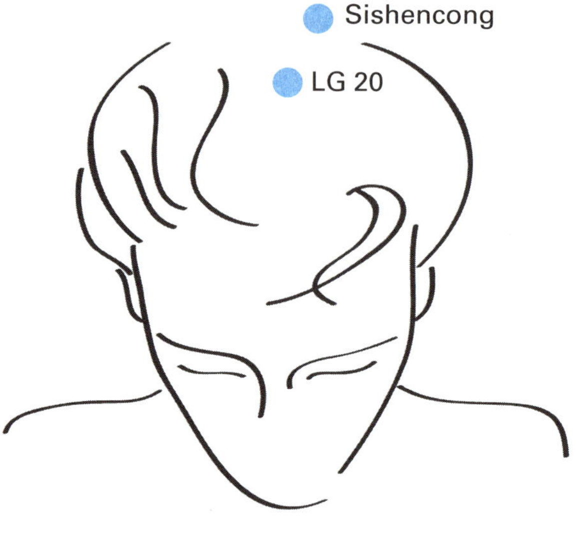

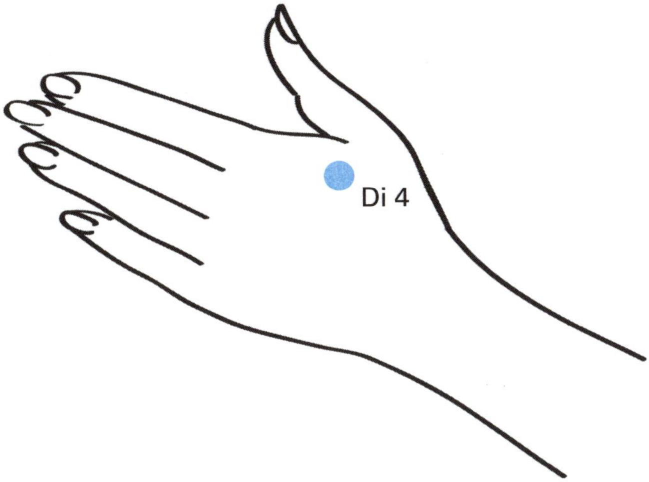
Di 4

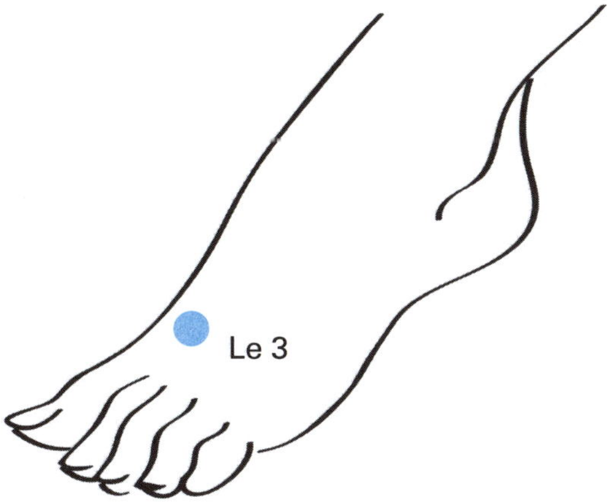
Le 3

Prostatabeschwerden

Selbst wenn die Akupressur helfen kann – auch ihr sind Grenzen gesetzt ...

Die Vorsteherdrüse (Prostata) des Mannes hat die Form und die Größe einer Kastanie. Sie liegt direkt unter der Harnblase, und durch sie hindurch führt die Harnröhre. Genau diese Lage der Harnröhre kann im Alter unangenehm werden, denn oftmals führt Hormonmangel dazu, dass Gewebeteile der Prostata unmittelbar um die Harnröhre zu wuchern beginnen. Dann drücken sie auf die Harnblase sowie -röhre und hemmen so den Abfluss des Urins. Das ist zunächst eine harmlose Erscheinung, die vor allem bei einem Drittel der Männer vom fünfzigsten Lebensjahr an, besonders aber bei den Sechzig- bis Siebzigjährigen vorkommt. Nur bei der Hälfte dieser Gruppe stellen sich verhältnismäßig leichte Beschwerden ein: der Drang, öfter Harn zu lassen; die Schwierigkeit, den Harn auf einmal loszuwerden. Der Urin kommt nur noch in einem dünnen Strahl.

Prostatabeschwerden kommen meist nicht von selbst – Erkältungen, übermäßiger Genuss von Alkohol und Nikotin, ungeregelte Lebensweise sowie eine sitzende Tätigkeit ohne ausgleichende Bewegung können zur Verschlechterung des Zustandes führen. Dann müssen die Muskeln der Harnblase ihren Druck verstärken, um die enger gewordene Röhre offen zu halten. Reicht der Druck aber eines Tages nicht mehr aus, bleiben Rückstände in der Harnblase, der Drang zum Wasserlassen wird gesteigert, die Entleerungen verringern sich, bis sie nur noch tropfenweise erfolgen. Der aufsteigende Harn kann Nierenerkrankungen verursachen sowie Vergiftungen. Auch krebsartige Veränderungen können den Fall erheblich komplizieren. Eine sich vergrößernde Prostata sollte daher auf jeden Fall bereits im Frühstadium behandelt werden, damit keine größeren Schäden auftreten.

Eine häufig auftretende Entzündung der Vorsteherdrüse, die sich durch Schmerzen beim Wasserlassen und beim Stuhlgang sowie durch eine Druckempfindlichkeit der Prostata bemerkbar macht, lässt sich leicht behandeln und klingt schnell wieder ab. Meist handelt es sich hier um die Folge einer Harnwegsinfektion.

Beide zuvor genannten Krankheiten bedürfen unbedingt ärztlicher Behandlung. Doch können Sie die ärztlichen Bemühungen unterstützen, indem Sie Ihre Beschwerden mithilfe der Akupressur behandeln.

Setzen Sie sich auf einen Stuhl und suchen Sie mit den Zeigefingern jene Punkte, die sich an den Unterschenkeln etwa vier Finger breit über den Innenknöcheln befinden (Le 5). Diese Punkte massieren Sie nun an beiden Beinen gleichzeitig fünf Minuten lang mit energischem Druck nach oben. Anschließend suchen Sie auf beiden Füßen jene Stellen, die drei Finger breit oberhalb der inneren Nagelfalz der Großzehe liegen (Le 3). Akupressieren diese Punkte ebenfalls mit kräftigem Druck zum Fußgelenk hin, und zwar auch fünf Minuten lang. Beide vorgenannten Behandlungen sollten Sie einmal am Tag durchführen. Sie können Ihre Prostatabeschwerden auch am Bauch akupressieren. Wenn Sie zwei Finger breit unterhalb Ihres Nabels mit einem Finger drücken, verspüren Sie einen dumpfen Resonanzschmerz. Hier liegt der Punkt KG 6. Drücken Sie fünfmal hintereinander in diesen Punkt, jedoch nicht zu kräftig, dafür aber dreimal täglich.

Noch einmal: Die Akupressur kann Prostatabeschwerden nur lindern. Die Behandlung durch einen Arzt ist unbedingt erforderlich. Nur er kann feststellen, ob die Vorsteherdrüse ernsthaft erkrankt ist.

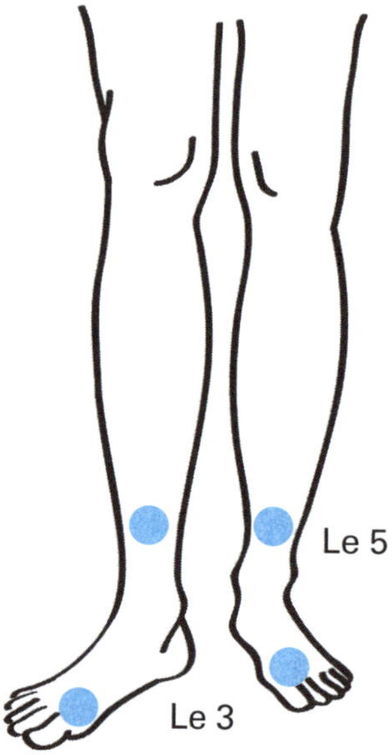
Le 5
Le 3

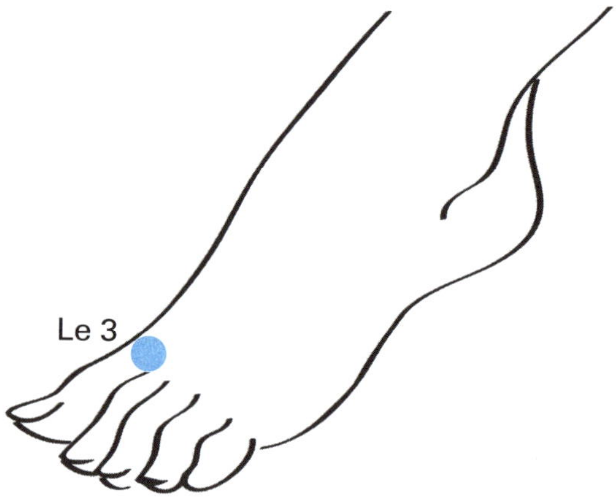
Le 3

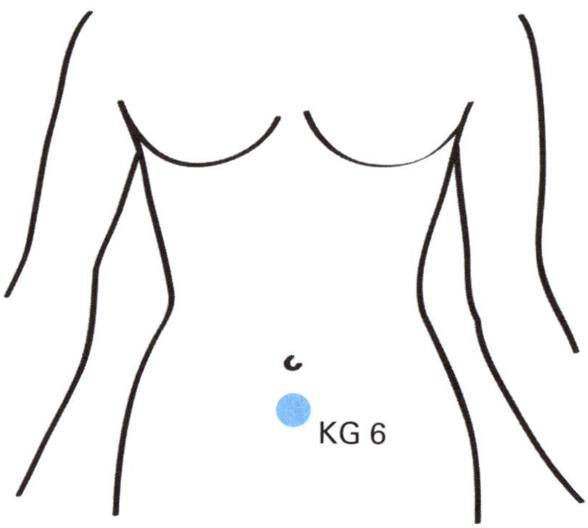
KG 6

Rückenschmerzen

Versuchen Sie es doch einmal mit Selbstbehandlung!

Immer mehr Menschen leiden unter Rückenschmerzen. Man kann diese schon als Volkskrankheit bezeichnen. Nun muss die Ursache aber nicht immer gleich ein ernsthaftes Leiden sein, zum Beispiel ein Bandscheiben- oder Wirbelschaden. Oft liegen Muskelverspannungen vor als Reaktion auf ein falsches Verhalten des Betroffenen. Vielen Menschen ist gar nicht bewusst, was ihre Wirbelsäule tagtäglich aushalten muss, welchen Belastungen sie bei eigentlich ganz normalen Tätigkeiten ausgesetzt ist.

Nicht nur die mangelnde Bewegung, die heute schon im Kinder- und Jungendalter zu Beschwerden führt, auch falsches Schuhwerk belastet die Wirbelsäule. Hohe Absätze zwingen dem Körper einen unnatürlichen Gang und eine besonders im Lendenwirbelbereich stark belastende Haltung auf. Damit die Statik wieder stimmt, versucht der Rücken, Fehlhaltungen in einem Bereich auszugleichen, in dem er in einem anderen Bereich gegenhält. Es kommt in der Folge zu weiteren Beschwerden, meistens im Bereich der Schultern und der Halswirbel.

Doch nicht nur bei alltäglichen Dingen wird der Rücken überfordert. So können zum Beispiel einige Sportarten dauerhafte Schäden an der Wirbelsäule verursachen. Besonders gefährlich wird es, wenn man von Turngeräten oder ins Wasser springt. Fällt man dann auch noch auf den verlängerten Rücken, muss die Wirbelsäule beim Aufprall das Zehn- bis Zwanzigfache des Körpergewichts verkraften! Eine zierliche Frau mit fünfzig Kilogramm Körpergewicht belastet dann innerhalb weniger Sekunden ihre Wirbelsäule und ihr Becken mit fünfhundert bis eintausend Kilogramm.

Doch die Rückenschmerzen werden nicht nur durch das Gehen oder Springen verursacht – auch Sitzen strengt die Wirbelsäule mächtig an, besonders wenn der Stuhl oder Autositz nicht den geforderten Ansprüchen genügt. Zudem spielt eine falsche Haltung eine große Rolle. Die Sitzlehne sollte nicht zu stark nach hinten geneigt sein, damit der Rücken nicht in eine runde Haltung und der Kopf in eine ungünstige Stellung gezwungen wird. Der Neigungswinkel zwischen Rückenlehne und Sitzfläche sollte etwa 100 Grad betragen.

Das Gesäß sollte so dicht wie möglich an die Rückenlehne rücken, damit die Wirbelsäule in ihrer Lordoseform (eventuell mit Lordosekissen oder Handtuchrolle unterlagern) unterstützt wird. Dies gilt auch für das Einstellen Ihres Bürostuhls. Eine moderne, bewegliche Sitzfläche, die Sie ständig zu einer Ausgleichsbewegung anregt, fördert nicht nur die Rückenmuskulatur, sondern wirkt sich gleichzeitig positiv auf die Unterbauchorgane aus.

Wenn Sie unter andauernden oder regelmäßigen Rückenschmerzen leiden, sollten Sie zur genauen Abklärung einen Arzt aufsuchen.

Bei gelegentlichen Rückenschmerzen ist oft Bewegung und Enspannung hilfreich. Besonders Yoga kann Ihnen hier helfen, die Beschwerden schnell zu beseitigen.

Die Akupressur hilft Ihnen in jedem Fall, die Schmerzen zu lindern und in leichten Fällen vollständig zu lösen.

Zuerst jene Punkte, die Sie selbst behandeln können. Diese Punkte drücken Sie mittelstark zwanzigmal hintereinander. Ergreifen Sie zuerst mit einer Hand das Akupunkturpaar Gb 20 am Hinterkopf (siehe S. 111) – und bald werden die Rückenschmerzen verschwinden. Suchen Sie nun mit beiden Mittelfingern gleichzeitig links und rechts auf Ihren Schultern die exakte Mitte zwischen dem Halsansatz und den Schulterenden. Dann gehen Sie einen halben Finger breit zum Rücken hin. Sie werden auf jeder Seite eine Stelle finden, die auf Ihren Druck empfindlich reagiert (Dü 12).

Greifen Sie nun mit den Händen so in die Taille, dass die Finger auf dem Rücken liegen, der Daumen aber zum Bauch zeigt. Die Finger im Rücken sollten etwa zwei Finger breit von der Wirbelsdäule entfernt sein. Wandern Sie so gut Sie können aufwärts. Dabei drücken Sie immer wieder mit allen vier Fingern in den Rücken. So öffnen Sie den Blasenmeridian. Massieren Sie anschließend im Wechsel den Punkt LG 14 direkt zwischen dem siebten Halswirbel (Prominens) und dem ersten Brustwirbel, sowie LG 4 zwischen dem zweiten und dritten Lendenwirbel.

Behandeln Sie abschließend den Punkt N7, der sich drei Finger breit oberhalb des äußeren Sprunggelenkknöchels am Rand der Achillessehne befindet.

Sollten diese Behandlungen keine Besserung bringen, ist ein Artzbesuch dringend anzuraten.

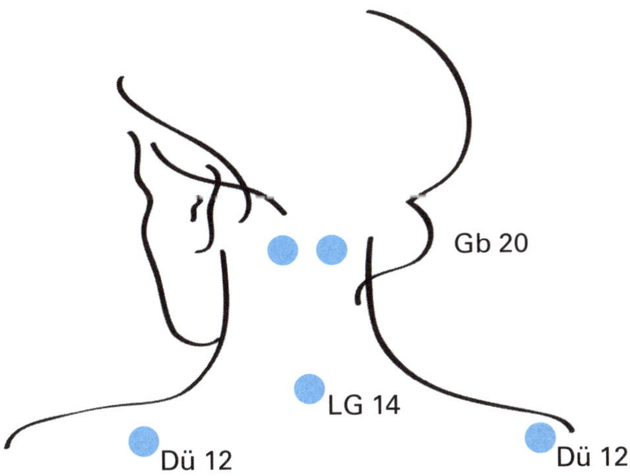

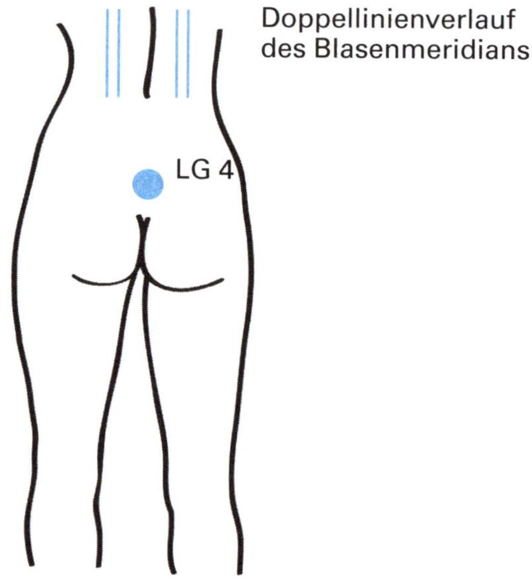
Doppellinienverlauf
des Blasenmeridians
LG 4

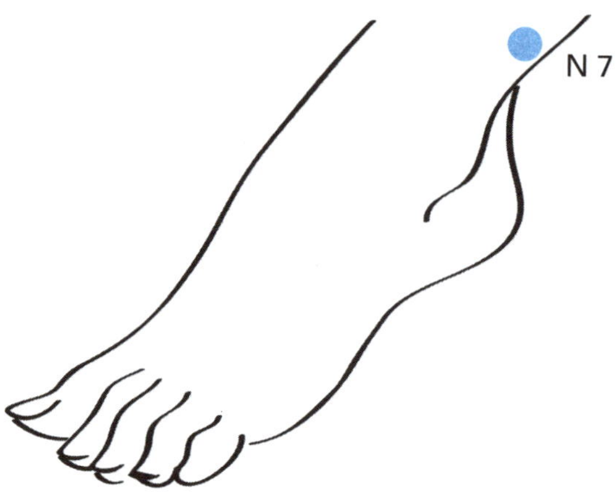
N 7

Schlafstörungen

Es geht oft auch ohne Tabletten!

Der Schlaf gehört zu den wundersamsten Erscheinungen in unserem Leben. Wir können vielleicht einen Monat lang ohne Nahrung auskommen, aber keine Woche ohne Schlaf!

Wie viel Schlaf braucht denn nun der Mensch? Dafür gibt es keine Norm. Jeder benötigt so viel, dass sich sein Körper und die Nerven vom täglichen Kräfteverschleiß regenerieren. Der Schlaf ist mit dem Aufladen einer Batterie zu vergleichen, denn auch der Mensch unterliegt dem Gesetz der Spannung und Entspannung, und je tiefer er schläft, desto intensiver ist seine Erholung. So hat sich denn auch der Tiefschlaf, in den manche Patienten bei gewissen Krankheiten versetzt werden, schon oft als Wunderkur erwiesen.

Laut einer Studie des Schlafzentrums Dortmund leiden 30 Prozent der Erwachsenen unter Schlafstörungen. Aber nicht jeder braucht jene sieben bis acht Stunden Schlaf, die als Mindestmaß für den Erwachsenen gelten. Wie viel Schlaf der Einzelne braucht, richtet sich nämlich neben seiner körperlichen Veranlagung auch danach, wie tief er schläft – so gibt es Menschen, denen drei bis vier Stunden Schlaf genügen sollen. Das sind aber Ausnahmeerscheinungen, denn der größte Teil braucht mindestens sieben bis acht Stunden Schlaf, wenn nicht sogar mehr, um sich für die Anforderungen während des Wachzustandes am nächsten Tag zu regenerieren.

Der Schlaf ist etwas Köstliches für den, der fest und tief schlafen kann. Doch vielen Menschen bleibt dieser Genuss verwehrt: Sie liegen im Bett und warten darauf, endlich in Morpheus' Arme sinken zu können.

Vergebens. Sie wälzen sich stundenlang im Bett hin und her, weil sie nicht einschlafen können. Dabei sind die Schlafstörungen oftmals nur eine Folge der Ursache: Überreizung und und zu viel Grübeln halten den Schlaf fern. Die Gedanken kreisen um die Ereignisse des Tages. Loszulassen fällt schwer. Aus der Erfahrung, nicht einzuschlafen, resultiert die Angst, auch weiterhin nicht einschlafen zu können. Der Hund beißt sich in den Schwanz.

Leiden auch Sie unter Schlafstörungen? Wenn möglich greifen Sie nicht zu Tabletten, die Ihnen am nächsten Morgen einen dumpfen Kopf bescheren können. Viel besser ist die Akupressur und ein kleiner Trick, der die Augen überlistet.

Der kleine Trick: Wenn es Ihnen im Bett zu unbequem ist, Akupressurpunkte zu behandeln, versuchen Sie Folgendes: Halten Sie die Augen offen. Sagen Sie sich, dass Sie auf gar keinen Fall die Augen schließen dürfen. Jedes Blinzeln sollte unterlassen werden. Das Unterbewusstsein mag keine Verbote. Es reagiert nun trotzig und wird die Augen schließen wollen. In Kürze sind Sie eingeschlafen.

In der Akupressur hat sich bei Schlafstörungen ein Punkt bewährt, der außerhalb der Meridiane liegt, der Punkt PaM 3. Er befindet sich genau in der Mitte der Augenbrauen oberhalb der Nasenwurzel.

Atmen Sie einge Male tief tief ein und aus und sagen Sie sich im Stillen, das alle Muskeln, Nerven und Gedanken zur Ruhe kommen und sich entspannen. Dann legen Sie den rechten Mittelfinger genau zwischen Ihre Augenbrauen und klopfen mit dem Mittelfinger mindestens fünf Minuten lang dagegen. Sagen oder denken Sie dabei: »Ich kann nicht einschlafen«. Wundern Sie sich nicht über die Verneinung. Das »Nicht-Einschlafen« ist das, was Ihnen im Moment Probleme bereit. Der Gedanke an das Einschlafen löst also im Körper einen Stress aus. Das Aussprechen des Problems bei gleichzeitigem Klopfen des Punktes PaM 3 kann diesen Stress lösen. Sie schlafen ein.

Sind zu viele Gedanken in Ihrem Kopf, massieren Sie zuerst die Ihnen schon bekannten Punkte Di 4 (an der Hand zwischen Daumen und Zeigefinger) und Le 2 auf dem Fußrücken (in der Linie der inneren Nagelfalz der großen Zehe, siehe Seite 75 u. 114). Diese Punkte entspannen die Leberenergie, die Ihrem Schlaf abträglich sein kann. Anschließend klopfen Sie mit drei Fingern gleichzeitig auf der Scheitellinie die Punkte LG 20 (Scheitelmitte und je einen Daumenbreit davor und dahinter die beiden Sishencong-Punkte). Diese Punkte helfen, zur Ruhe zu kommen und unterstützen auch bei Durchschlafstörungen.

Nach schwerem Essen kann auch der schon beschriebene Punkt Ma 36 (siehe S. 80, 92) hilfreich sein, in den Schlaf zu finden. Probieren Sie ruhig verschiedene Kombinationen der Punkte aus.

Ist der Schlaf aufgrund von totaler Erschöpfung gestört (»ich bin so fertig, ich finde keinen Schlaf«), massieren Sie den Punkt KG 6. Dieser befindet sich zwei Finger breit unterhalb des Bauchnabels. Er sollte mindestens dreimal täglich sanft, aber spürbar aufwärts massiert werden.

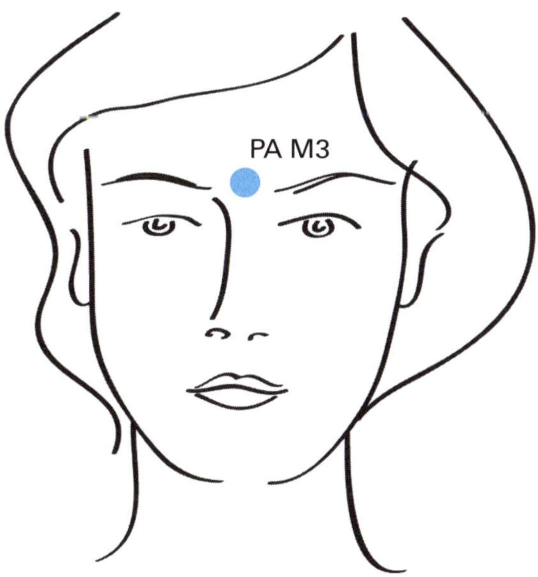

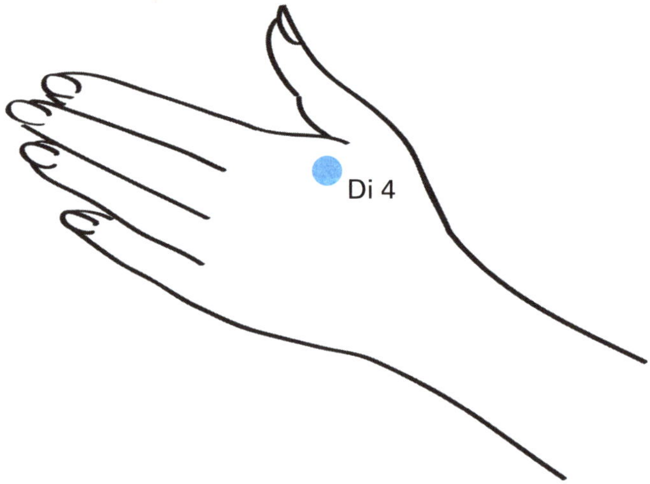
Di 4

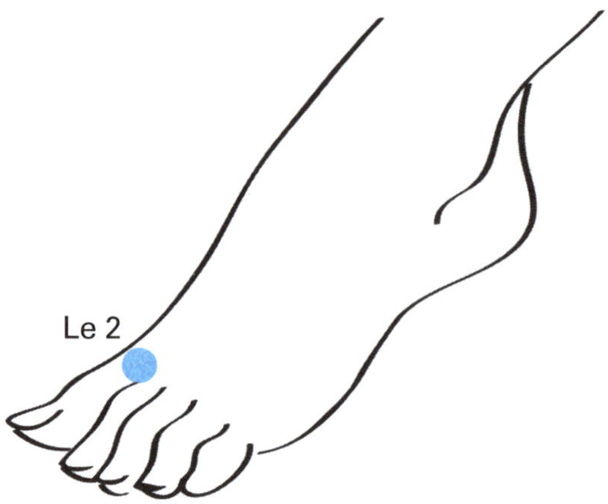
Le 2

Schnupfen

Wenn die Nase läuft …

Die Zahl jener Viren, die eine Entzündung der oberen Luftwege hervorrufen können, ist sehr groß, aber es sind bei jedem Schnupfen andere, und daher gibt es bis heute keine vorbeugenden Mittel gegen sie. Eine Entzündung der Schleimhaut greift fast immer weiter um sich, und das in ihr befindliche, üppig mit schleimbildenden Becherzellen, gemischten Drüsen und Blutgefäßen durchsetzte Flimmerepithel – das ist die oberste Zellschicht des Schleimhautgewebes – schuppt sich dabei und steht deshalb nur bedingt für den Rücktransport von Eindringlingen zur Verfügung. Eine leichte Müdigkeit, Anschwellen der Nasenschleimhaut, sehr wässrige Absonderungen, vermehrtes Niesen, verringertes Riechvermögen, späteres Kratzen im Rachenraum und gering erhöhte Temperatur sind die Anzeichen eines harmlosen Schnupfens, der innerhalb einer Woche vorübergeht. Sobald sich aber eitriges Sekret zeigt, der Betroffene Fieber bekommt und beim Bücken einen Druck neben der Nase spürt, sind auch die Nebenhöhlen angegriffen.

Oft ist der akute Schnupfen die Eröffnungs- oder Begleiterscheinung anderer Erkrankungen und verschwindet erst nach der Heilung des Grundleidens. Dagegen sind die Ursachen für den chronischen Schnupfen meist angeborene Verwachsungen in der Nase, die vom Arzt behandelt werden müssen.

Beim akuten Schnupfen aber, der »drei Tage lang kommt, drei Tage lang bleibt und drei Tage lang geht«, greifen die Menschen meist zu Nasentropfen oder -sprays. Doch Vorsicht: Zu reichliche Anwendung verkehrt die abschwellende Wirkung ins Gegenteil. Dampfbäder mit Emser Salz und Kamille beruhigen die Schleimhäute und desinfizieren sanft. Die Schleimhäute sondern so lange die abgetöteten Keime und abgestorbenes Gewebe ab, bis die Erkrankung besiegt ist.

Menschen mit Neigung zu Nasenbluten sollten auf Dampfbäder verzichten. Rotlicht ist generell nicht zu empfehlen. Es trocknet die Schleimhäute ein und lässt so die Keime in den Nebenhöhlen bleiben. Eine neue Befeuchtung führt dann oft zu einem Rückfall.

Mithilfe der Akupressur lassen sich die Beschwerden leichter ohne Nebenwirkungen lindern.

Legen Sie beide Zeigefinger an den Beginn Ihrer Augenbrauen, nasenseitig (B 2). Nun massieren Sie diese Punkte gleichzeitig kreisförmig mit sanftem Druck zwei Minuten lang – und legen anschließend die Finger sofort an die äußeren Augenwinkel (Gb 1). Auch diese Punkte akupressieren Sie nur leicht, aber stets nach außen. Machen Sie diese Übung mindestens dreimal pro Tag, auch wenn Sie nicht gerade vom Schnupfen geplagt werden.

Auch die weiteren Akupressurpunkte finden Sie im Gesicht: Legen Sie beide Zeigefinger zwei Finger breit genau unter Ihre Pupillen auf den Jochbeinrand (Ma 1) und einen Fingerbreit darunter Ihre Mittelfinger (Ma 2). Nun massieren Sie diese Regionen mit sanftem Druck nach unten – mindestens drei Minuten lang und dreimal täglich.

Bei einer Erkältung sorgt der Punkt Lu 7 (auf dem inneren Unterarm, Siehe S. 117) für eine beschleunigte Abwehr. Er unterstützt den Sekretfluss und hilft daher auch bei verstopfter Nase.

Diese behandeln Sie auch mit folgenden Punkten: Greifen Sie mit Daumen und Zeigefinger die Seiten der Nasenwurzel. Auf halber Höhe zwischen Augenwinkeln und Nasensattel liegt der Punkt Pam 15 – ebenfalls ein Punkt ohne Meridian. Diesen massieren Sie gleichzeitig mit dem Punkt B 2 am Beginn der Augenbrauen, zwei Finger breit entfernt von der Nasenwurzel.

Massieren Sie mindestens drei Minuten lang mehrmals am Tag.

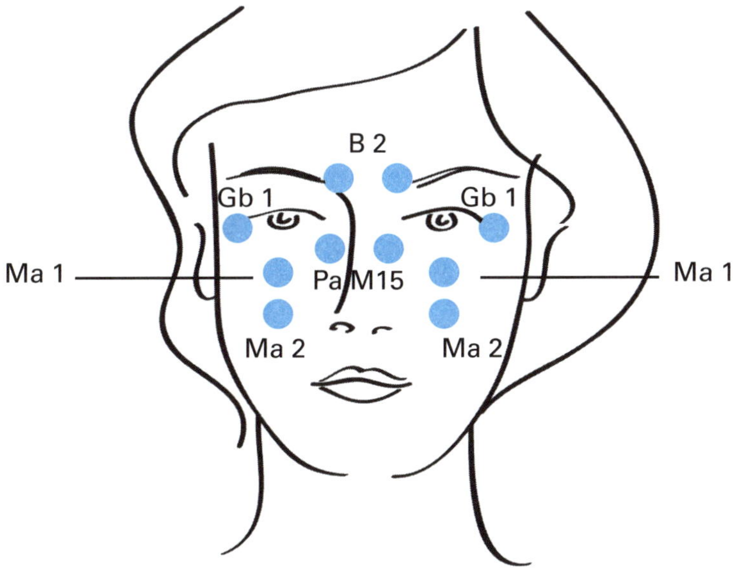

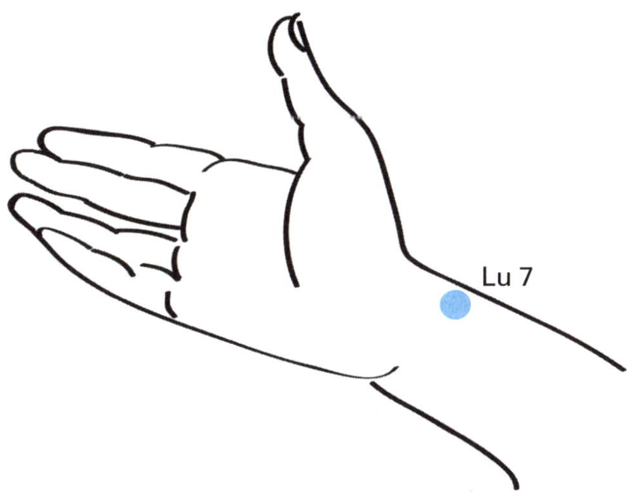

Schwindel

Lassen Sie die Ursache genau untersuchen!

Schwindel kann verschiedene Ursachen haben. Manchmal wird das Gehirn zu wenig durchblutet, weil der Kreislauf zu schwach ist, oder der Schwindel entsteht durch Störungen des sogenannten Labyrinths im Innenohr, wo sich der Gleichgewichtssinn befindet. Da beides auch Folgen einer gestörten Herzleistung oder von Gefäßverengungen im Kopf sein können, ist immer eine genaue Abklärung durch einen Arzt nötig.

Zwei verschiedene Arten von Schwindel werden unterschieden, der Drehschwindel, bei dem sich die Umwelt des Betroffenen zu drehen scheint, sodass er sich gezwungen fühlt, sich mitzudrehen, und der schwankende Schwindel, bei dem der Betroffene plötzliche Unsicherheiten verspürt, als wäre der Boden unter den Füßen nicht stabil oder Bäume und Häuser kippten um. Die Augen bewegen sich ruhelos, um einen Ausgleich und neue Stabilität zu schaffen. Dazu können Erbrechen und Übelkeit kommen. Die Zusammenarbeit der einzelnen Bewegungsabläufe wird nicht mehr genügend koordiniert und der Betroffene neigt dazu hinzufallen. Sein verlorenes Blickfeld und sein gestörter Orientierungssinn kehren erst dann zurück, wenn der Schwindelanfall vorbei ist und sich die Lage des Erkrankten stabilisiert hat.

Auch bei Auto-, Bahn-, Luft- und Seereisen kann das Gleichgewichtsorgan überreizt werden. Es kommt zur Reisekrankheit. Diese Reaktion erfolgt durch die andauernden, unregelmäßigen Beschleunigungsreize, die auch das vegetative Nervensystem – unter anderem das Brechzentrum – beeinflussen. Die Stärke des jeweiligen Schwindelanfalls hängt von der Verfassung des betroffenen Menschen, der Kraft und dem Tempo der Bewegung und der Dauer der Reise ab. Übelkeit, Erbrechen, Kopfschmerz, völlige Apathie sind die hauptsächlichsten Symptome, die meist sofort mit der Ankunft am Ziel verschwinden. Zwar gibt es Tabletten gegen Schwindelanfälle – aber auch die Akupressur kann diese Beschwerden lindern.

Der erste Punkt, den Sie im Falle eines Schwindelgefühls akupressieren liegt genau zwischen Ihren Augenbrauen. Es ist der Punkt PaM 3. Beklopfen Sie ihn in einem gleichmäßigen Rhythmus mindestens eine Minute lang.

Leiden Sie jedoch unter häufig auftretenden Schwindelanfällen, empfehlen sich zur Vorbeugung folgende Akupressurbehandlungen, die Sie dreimal täglich jeweils zehn Sekunden lang mit leichtem Klopfen auf beiden Körperseiten durchführen sollten:

Stellen Sie sich eine Linie vom Knöchel des kleinen Fingers bis zum Ellenbogen auf der Armoberseite vor. Hier verläuft der Dünndarmmeridian. Im bezeichneten Abschnitt wirkt er positiv auf das Innenohr. Klopfen Sie die Linie mit Zeige- und Mittelfinger kräftig nach oben, besonders den Punkt Dü 3 am Kleinfingergrundgelenkt und Dü 4 vor dem Handgelenkknochen.

Legen Sie Ihren Mittelfinger zur Ohrmitte knapp oberhalb des »Tragus« genannten Knorpellappens auf den Punkt 3E 21 (siehe auch unter Tinnitus). Wenn Sie nun etwas fester zudrücken, werden Sie eine Mulde spüren. Sind die Schwindelgefühle nicht so stark, genügt ein leichtes Klopfen – bei schweren Fällen sollten Sie jedoch fest pressen und die Haut zwischen den Knochen hin- und herschieben, sodass der Druck bis ins Innenohr, also ins Gleichgewichtszentrum, ausstrahlt.

Anschließend drücken Sie kräftig den Punkt B 62 unterhalb des äußeren Sprunggelenkknochen (siehe auch S. 123)

Schwindel

Folgender Punkt hilft Ihnen besonders, wenn Ihnen im Auto, in der Eisenbahn, im Flugzeug oder auf dem Schiff schwindelig wird: Tasten Sie auf Ihrer Brust nach unten zum Ende des Brustbeins. Hier findet sich der Punkt KG 15. Beklopfen Sie diesen Punkt leicht und lassen Sie abschließend Ihre Handfläche noch eine Weile darauf ruhen.

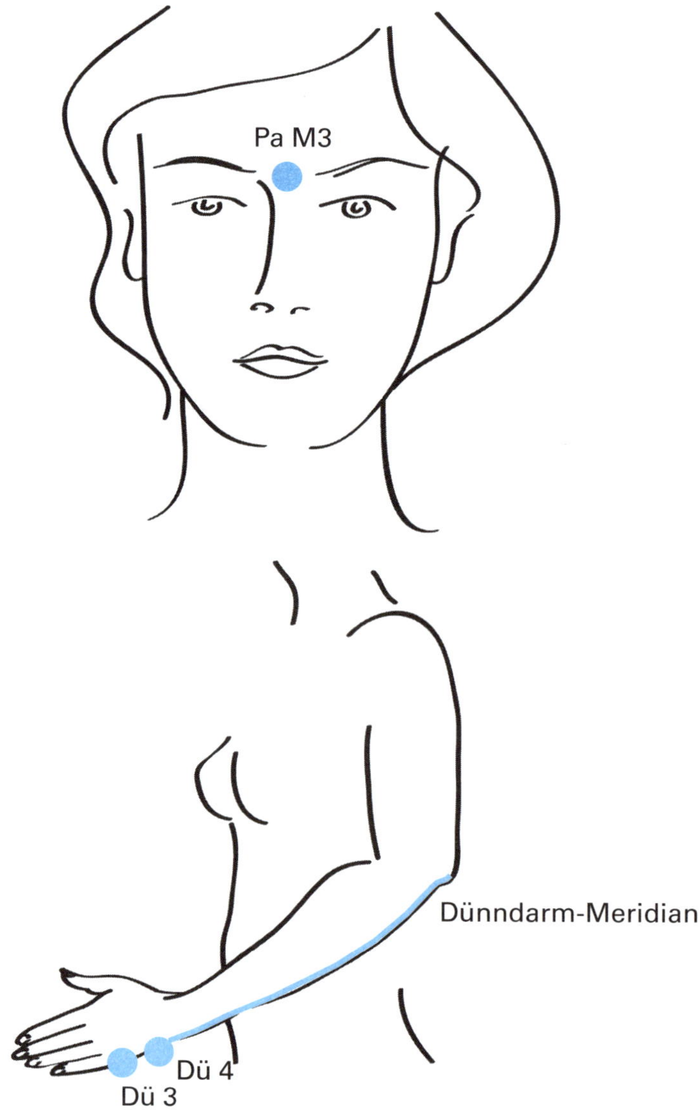

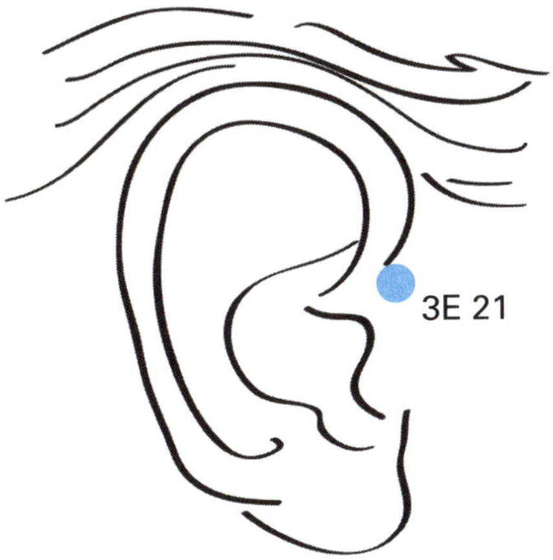
3E 21

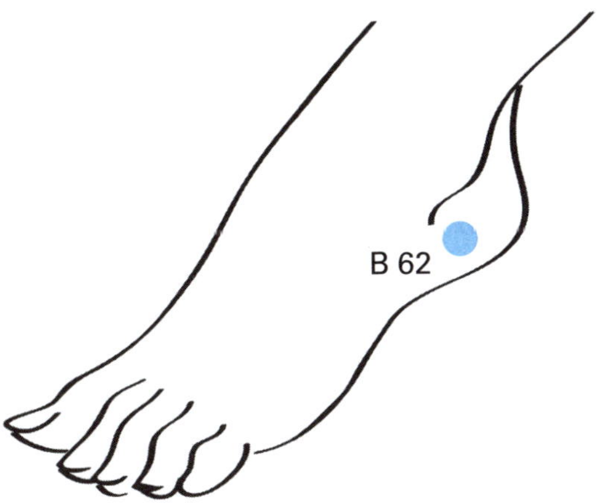
B 62

Schwitzen

Wenn Sie sich selbst »nicht mehr riechen« können ...

Jeder Mensch hat rund drei Millionen Schweißdrüsen. Sie sind das Ausscheidungsorgan der Haut. Die Verdunstung von Wasser verhindert den Temperaturanstieg im Körper, und außerdem enthält der Schweiß Kochsalz, Harnstoff, Harnsäure und Fettsäuren. Man kann also durch Schwitzen die Nieren etwas entlasten.

Aber die Schweißdrüsen sind nicht alle gleich – man unterscheidet zwischen großen und kleinen. Die großen sind die Duftdrüsen und befinden sich in den Achselhöhlen, den Warzenhöfen der Brüste, im Bereich der Geschlechtsorgane und am After. Ihre Sekretion setzt erst unter dem Einfluss der Geschlechtsdrüsen mit der Pubertät ein.

Die kleinen Schweißdrüsen arbeiten dagegen von Geburt an. Aus den Rückständen Ihres Schweißes bildet sich ein Säuremantel, der das Eindringen von Bakterien verhindert, weil diese in dem »sauren Milieu« zugrunde gehen. Also Vorsicht. Zu häufiges Waschen mit alkalischen Seifen oder ähnlich wirkenden Mitteln kann den Säuremantel zerstören und durchlässig machen. Wer täglich duscht, kann gut die Hälfte seiner Reiningunsmittel weglassen. Das warme Wasser spült den Schmutz ab, die Haut wird geschont.

Schwerarbeiter schwitzen stärker als Menschen mit körperlich leichteren Tätigkeitein. Ihre körperlich anstrengende Tätigkeit führt zu einer erhöhten Schweißabsonderung, da sich damit der Organismus bemüht, die bei der Muskelarbeit entstehende Körperwärme abzugeben. Auch Menschen mit Übergewicht schwitzen leichter, da sie beim Transport ihres erhöhten Gewichts gezwungen sind, vermehrte körperliche

Arbeit zu leisten. Zuweilen wird auch die Wärmeabgabe durch die kräftige Fettschicht erschwert.

Normalerweise verdunstet beim menschlichen Körper – auch bei grimmiger Kälte – pro Tag etwa ein knapper halber Liter Flüssigkeit als Schweißabsonderung. Bei hoher körperlicher Anstrengung und extremer Luftfeuchtigkeit kann die Sekretion der Schweißdrüsen auf fünf Liter, in besonders zugespitzten Fällen sogar auf zehn Liter ansteigen. Solche Flüssigkeitsverluste lassen sich durch Deodorants auf keinen Fall beeinflussen, dagegen muss bei derartigen Bedingungen (Arbeit unter großer Hitze) für ausreichenden Flüssigkeits- und Mineraliennachschub gesorgt werden, weil dies für den Stoffwechsel dringend notwendig ist.

Ein übermäßiges Schwitzen kann auch recht lästig sein. Besonders jene Menschen, bei denen die großen Duftdrüsen übermäßig stark arbeiten, leiden darunter, denn man kann sie trotz ihrer Bemühungen um Reinlichkeit einfach »nicht riechen« – oder eben gerade umso stärker! Ist diese Art zu schwitzen für Sie ungewöhnlich, lassen Sie sich bitte ärztlich untersuchen. Übermäßiges Schwitzen kann auch Symptom einer Erkrankung sein.

Mithilfe der Akupressur lässt sich das Schwitzen regulieren.

Fassen Sie mit den Zeigefingern hinter den Ohrläppchen in die dort spürbare Vertiefung (3E 17) und massieren Sie die dortigen Punkte etwa drei Minuten lang. Wenn Sie rechts akupressieren, tritt die Wirkung schneller ein, massieren Sie dagegen links, hält sie länger an.

Etwa einen Finger breit schräg darüber, am Schädelrand, liegt der Punkt Gb 12. Er treibt Hitze aus, die von gestauter Leberenergie stammt. Es empfielt sich, diesen Punkt immer im Anschluss ebenfalls zu massieren.

Bei vermehrtem Nachtschweiß hat sich der Punkt N 7 bewährt. Ertasten Sie den oberen Rand Ihres Sprunggelenknöchels an der Fußinnenseite. Leicht nach hinten verschoben ist eine kleine Kuhle tastbar. Das ist der Punkt N 8. Von hier aus tasten Sie etwa einen Daumen breit nach hinten in Richtung der Achillessehne. Am Sehnenrand ist eine empfindliche Stelle. Dort befindet sich der Punkt N 7. Massieren Sie ihn kräftig an beiden Füßen.

Schweißausbrüche lassen Sich gut mit dem Punkt MP 3 behandeln. Er befindet sich an der Fußinnenseite. Tasten Sie das Grundgelenk Ihrer großen Zehe an der Fußseite. Dort, wo das Gelenk in den Mittelfuß übergeht, direkt am Rande des Gelenkknöchels, liegt der Punkt. Massieren Sie in mit kräftigem Druck.

Auch die Anfangspunkte des Lenkergefäßes LG im Lendenwirbelbereich und besonders der Punkt LG 1 zwischen Steißbein und Anus sollen ausgleichend auf die Schweißproduktion wirken. Diese Punkte verbinden Niere und Galle und beheben energetische Schwächen. Der natürliche Fluss der Energie reguliert auch die Schweißabsonderungen.

TIPP: Ein Bad in Tomatensaft. Rühren Sie drei Liter Tomatensaft in die Wanne mit warmem Wasser. Man badet darin fünfzehn Minuten. Das hemmt die Schweißdrüsen bei der Überproduktion.

Bei übermäßigem Fußschweiß: Die Inhaltstoffe des Bockshornklees beruhigen die überaktiven Schweißdrüsen. Zwölf Esslöffel Bockshornklee-Samen aus der Apotheke oder Drogerie werden mit einem Liter kaltem Wasser angesetzt. Sechs Stunden einweichen lassen, durch ein Sieb gießen, die Flüssigkeit kurz aufkochen und abkühlen lassen. Darin die Füße fünfzehn Minuten baden.

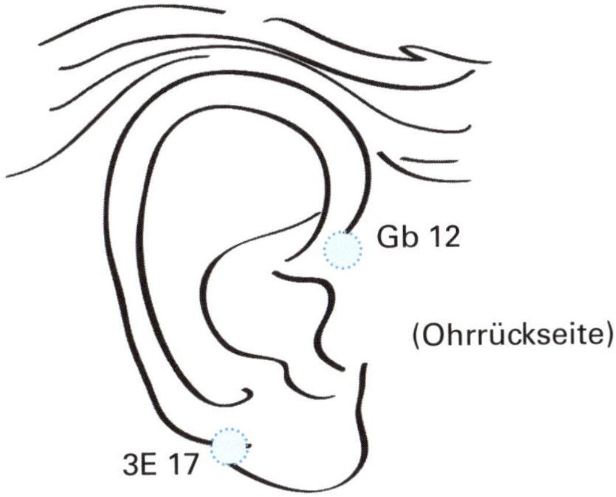
Gb 12
(Ohrrückseite)
3E 17

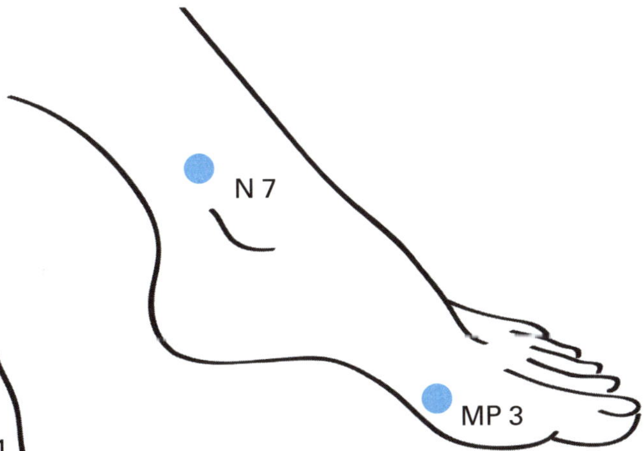
N 7
MP 3

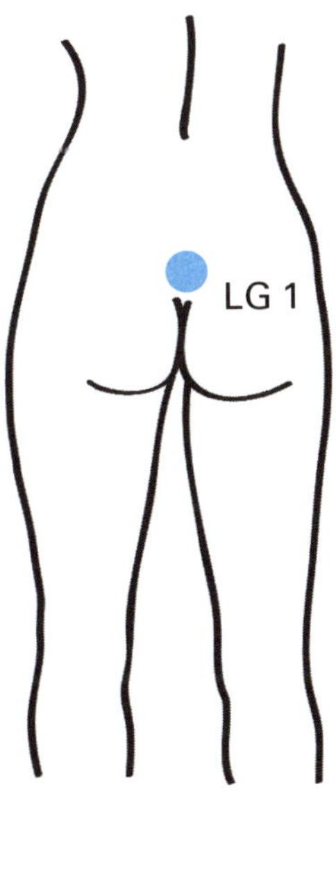
LG 1

Sodbrennen

Die Akupressur verspricht Erfolg

Eine üppige Mahlzeit kann bei Menschen mit empfindlichem Magen oft Sodbrennen auslösen. Dabei handelt es sich um einen empfindlichen Schmerz in der Magengrube und der Speiseröhre, der entsteht, wenn Magensäure in die Speiseröhre aufsteigt. Dieser Magensaftfluss gegen die normale Richtung kann von zwei Funktionen verursacht werden: Der Druck im unteren Teil der Speiseröhre lässt nach oder der muskulöse Verschluss zwischen Speiseröhre und Magen ist zu schwach.

Es gibt aber noch andere Faktoren, die ein Entstehen von Sodbrennen erheblich begünstigen. Dazu gehören insbesondere Stress, Nikotin, Alkohol, Übergewicht und zu fettes Essen. Wer zu Sodbrennen neigt, sollte keinen engen Gürtel tragen und sich nach dem Essen möglichst nicht bücken. Die Mahlzeiten sollten in kleine Mengen aufgeteilt werden.

Nahrungsmittel, die besonders leicht Sodbrennen auslösen, sind hauptsächlich: Fette aller Art, Milch, aber auch Tomaten, Zitrusfrüchte und -säfte, ferner Gewürze, Pfefferminze und Schokolade, frisches Hefegebäck und Ähnliches. Ingwer hingegen löscht das »Feuer im Magen« und kann so bei Sodbrennen sehr hilfreich sein.

Auch schwangere Frauen leiden häufig unter Sodbrennen, wenn das Kind den Magen hochdrückt.

Was kann man nun gegen Sodbrennen tun? Tritt es immer wieder sehr heftig auf, muss auf jeden Fall ein Arzt zurate gezogen werden, denn hinter den Schmerzen kann sich auch eine ernste Erkrankung verbergen! Auch ein Herzinfarkt kann mit Sodbrennen einhergehen. Kommen also Schweißausbrüche, Magenschmerzen und Beklemmungen hinzu, gehen Sie besser sofort zum Arzt.

Doch die Produktion der Magensäfte lässt sich auch mit der Akupressur regulieren – allerdings begleitend zur vernünftigen Ernährungsweise! Wer weiterhin Nahrungsmittel zu sich nimmt, die er nicht verträgt, wird keinen dauerhaften Erfolg haben.

Den wichtigsten Punkt finden Sie unter Ihrem Kehlkopf. Wenn Sie mit Ihrem Zeigefinger langsam herunterfahren, kommen Sie in eine Vertiefung, und zwar dort, wo das Brustbein beginnt. Genau auf diese Stelle müssen Sie kräftig drücken, aber nicht in den Hals hinein, sondern gegen den Knochen, damit Sie sich nicht selbst die Luft abdrehen (KG 22). Pressen Sie Ihren Finger dreimal auf diese Stelle – und falls Sie des Öfteren vom Sodbrennen heimgesucht werden, machen Sie diese Übung am besten mehmals am Tag zur Vorbeugung. Er hilft auch bei Schluckauf. Versuchen Sie die Wirkung auch vor dem Essen.

Sollte diese Akupressur nicht den gewünschten Erfolg bringen, sollten Sie noch zwei weitere Punkte behandeln. Wenn Sie mit den Zeige- oder Mittelfingern beider Hände vom oberen Rand des Brustbeins aus nach außen tasten, spüren Sie unter der Haut zwei Knochen – die Schlüsselbeine. Wenn Sie diesen Knochen weiter in Richtung Schulter folgen, werden Sie feststellen, dass die Schlüsselbeine leicht nach oben gebogen sind. Dort, an der obersten Stelle der Wölbung, liegt auf jeder Seite der Punkt M 12. Diesen akupressieren Sie nun drei Minuten lang gleichzeitig mit kräftigem Druck nach oben hin, zur Vorbeugung ebenfalls dreimal täglich.

Einige Akupresseure empfehlen eine Behandlung, die nahe am Verursacher des Sodbrennens liegt, dem Magen. Legen Sie sich auf den Rücken, entspannen Sie sich völlig, und legen Sie Zeige-, Mittel- und Ringfinger beider Hände unter das Brustbein in die Magengrube.

Sodbrennen

Nun drücken Sie gleichzeitig mit allen sechs Fingern zwei- oder dreimal nur leicht in diese Grube hinein – und rücken dann drei Finger breit tiefer, wo Sie wieder zwei-, dreimal drücken. So geht es weiter, bis Sie kurz über dem Nabel angelangt sind – und dann legen Sie beide Hände sanft auf die Magengegend und massieren nur mit sanftem Druck drei Minuten lang. Auf diese Weise massieren Sie Punkte auf dem Konzeptionsgefäß, die Punkte KG 13 bis KG 15. Sie regulieren das Qi der Mitte, harmonisieren also den Magen.

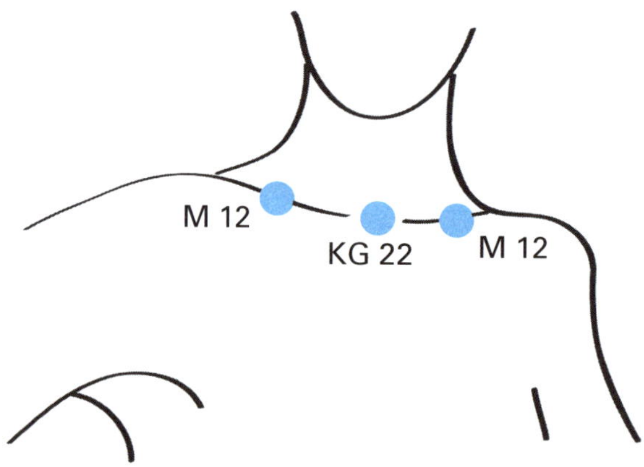

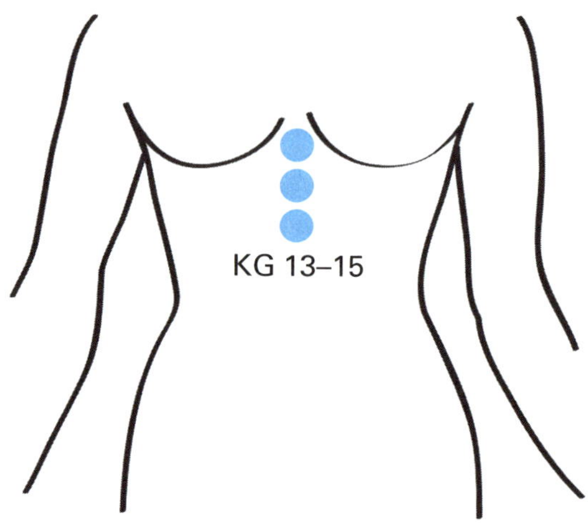

Stress

Ein Begriff – viele Symptome

Unsere Alltagswelt ist hektisch und schnelllebig. Der Mensch ist biologisch nicht dafür geschaffen. Es kommt zu vielen verschiedenen Überlastungssymptomen, kurz gesagt zu Stress.

Stress versetzt unseren Körper in einen Alarmzustand: Er wird durch Umweltreize und -signale zur Höchstleistung angeregt – und der Organismus muss dann aus völliger Ruhe sofort eine solche Leistung erzielen. Dafür wird er durch hormonelle Faktoren (erhöhte Adrenalinausstöße) vorbereitet, die Blutverteilung ändert sich, die Muskeln werden mit mehr Blut versorgt. Als Energie wird mehr Blutzucker bereitgestellt und das vegetative Nervensystem wird umreguliert, indem alle Prozesse zur raschen Energiegewinnung aktiviert sind. Der Herzschlag nimmt zu, der Blutdruck steigt, um die Versorgung des Kreislaufs zu verbessern. All das ist eine Reaktion auf einen alarmierenden Umwelteinfluss, der eigentlich aus archaischer Zeit stammt und die Kampf- oder Fluchtreaktion bei Gefahr mobilisierte.

Kommt es nun zu einer Phase erhöhter Beanspruchung (zum Beispiel durch einen komplizierten Arbeitsvorgang, ein Streitgespräch, durch sportlichen Wettkampf), dann trägt die Stressreaktion dazu bei, den Körper auf diese vermehrte Anforderung vorzubereiten. In dieser Reaktionsphase läuft die Anpassungsreaktion des Organismus in voller Stärke. Doch oft ist weder Kampf noch Flucht möglich. Wir können den Chef nicht einfach zusammenschlagen, wenn er wieder Überstunden verlangt, oder einfach weglaufen. Dabei würde beides dazu beitragen, die angesammelten Stresshormone abzubauen. Der Körper kann wieder entspannen. So aber bleiben sie im Körper, wir spüren die überhöhte Anspannung als Stress. Die Folge sind dann Stoffwechsel- und Kreislaufzusammenbrüche, Geschwüre in Magen oder Darm, Entzündung der Gefäße und anderes mehr.

Leiden Sie oft unter zu schnellen und kräftigen Herzschlägen? Schwitzen Sie sehr, besonders unter den Armen und an den Innenflächen der Hand? Müssen Sie oft die Toilette aufsuchen? Leiden Sie unter Appetitlosigkeit, Schlafstörungen und Kopfschmerzen? Denken Sie oft an alle ungelösten Aufgaben, anstatt eine nach der anderen durchzudenken? Schieben Sie unangenehme Termine und Aufgaben immer weiter vor sich her? Betäuben Sie sich oft mit Alkohol und Beruhigungsmitteln? Ja? Dann stehen Sie mächtig unter Stress!

Kommen Sie zur Ruhe! Gewinnen Sie Abstand! Helfen kann Ihnen dabei die Akupressur. In Kombination mit einer Entspannungsübung ist sie besonders wirkungsvoll.

Tasten Sie genau Ihr Brustbein nach unten ab. Am unteren Ende finden Sie den sogenannten Schwertfortsatz. Von dort gehen Sie vier Finger breit nach oben. Genau dort ist der Punkt KG 16, den Sie nun mit Zeige- und Mittelfinger kräftig nach oben massieren, und zwar mindestens fünf Minuten lang. Er hilft bei Spannungsgefühlen in der Brust. Zwei Finger breit darüber befindet sich der Punkt KG 17, auch »Brustmitte« genannt. Beklopfen Sie ihn rhythmisch, das wirkt beruhigend und kräftigt das Selbstwertgefühl.

Auf der Mitte Ihrer Schädeldecke ist eine kleine Vertiefung, zwei bis drei Finger breit hinter einer gedachten Verbindungslinie zu den beiden Ohrspitzen. Hier finden Sie den Punkt LG 21. Er löst Unruhezustände und Schwindel, beides Symptome, die bei Stress auftreten können. Diesen Punkt klopfen Sie kräftig fünf Minuten lang. Beide vorgenannten Übungen sollten Sie dreimal täglich durchführen.

Eine weitere Akupressur gegen Stress eignet sich besonders für jene Situationen, in denen Sie nicht alleine sind: Während Sie auf einem Stuhl sitzen, legen Sie beide Hände auf die Knie und massieren ganz unauffällig auf beiden Seiten den Punkt M 36. Er liegt etwa zwei Finger breit unterhalb der Kniescheibe, außen am Schienbein. Nicht zu kräftig, immer nach unten – und nach fünf bis zehn Minuten lässt der Stress merklich nach.

Bei ständiger Anspannung empfehlen sich die beiden folgenden Punkte:

Bl 64 finden Sie an der Außenkannte Ihres Fußes. Folgen Sie ihrem kleinen Zeh in Richtung Mittelfuß. Genau auf dem halben Weg zur Ferse, seitlich am Knöchel, finden Sie den Punkt. Er wird empfindlich sein und ist daher leicht zu finden.

Der zweite Punkt ist der Punkt Bl 58. Er befindet sich am unteren Rand des Wadenmuskels, ebenfalls außen, etwa einen Finger breit nach hinten vesetzt, wenn sie dem Sprunggelenkknöchel nach oben gefolgt sind. Auch er wird empfindlich sein. Massieren Sie beide Punkte, zuerst den oberen, dann den unteren.

EXTRA: Entspannungsübung

Begeben Sie sich in einen ruhigen Raum, in dem Sie allein sein können.
Stellen Sie sich aufrecht hin, atmen Sie tief ein, heben Sie dabei die Arme über den Kopf. Atmen Sie deutlich durch den Mund aus. Lassen Sie die Arme dabei schwungvoll nach vorne und unten fallen. Führen Sie die Bewegung nach hinten fort. Wiederholen Sie dies drei bis fünfmal.
Nun streichen Sie mit beiden Händen ganz sanft vom Scheitel über den Körper abwärts. Wiederholen Sie dies mit jeweils einer Hand und streichen Sie dabei über Schulter und Arm der anderen Seite. Beenden sie die Übung mit einem beidhändigen Ausstreichen der Mitte hinter zu den Füßen. Führen sie die Bewegung noch etwas weiter in Richtung des Raumes aus. Dabei kräftig ausatmen.

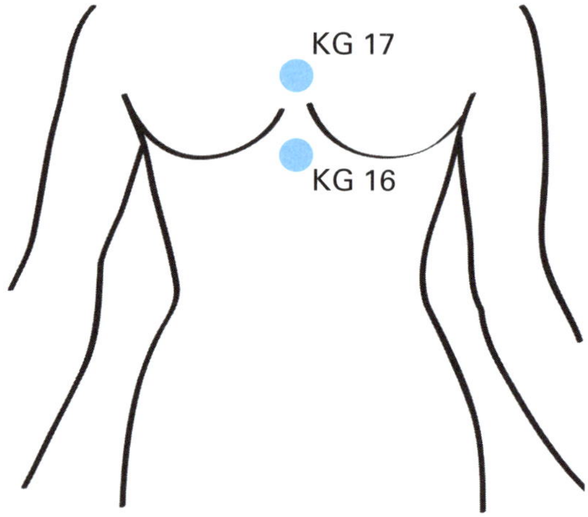
KG 17
KG 16

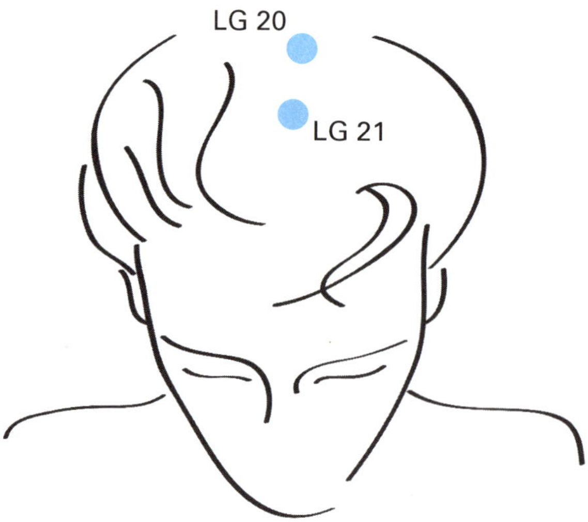
LG 20
LG 21

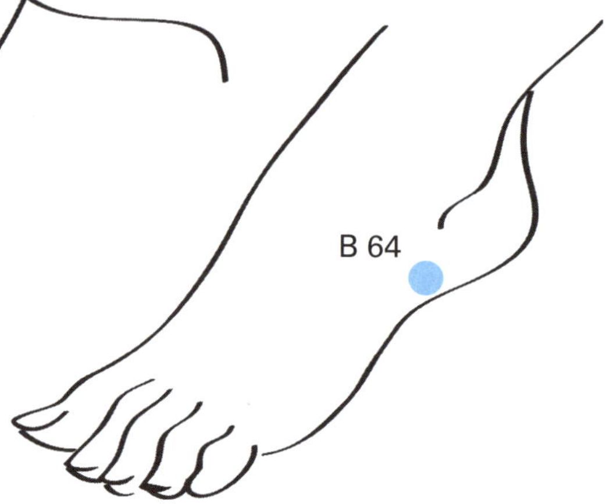
B 64

Übelkeit

Nicht nur Schwangeren hilft die Akupressur!

Übelkeit ist keine Erkrankung, sondern das Symptom der einen oder anderen körperlichen Störung. Bei starker Übelkeit kommt es zum Erbrechen.

Es gibt viele Ursachen für das Erbrechen. So kann beispielsweise eine Reizung des Brechzentrums durch bestimmte Giftstoffe erfolgen, die mit der Nahrung aufgenommen wurden und mit dem Blut in das Brechzentrum gelangten. Auch die Magenwand kann bei unverträglichen Speisen das Brechzentrum alarmieren – bei werdenden Müttern etwa erfolgt das »Schwangerschaftserbrechen« durch bestimmte Stoffe, die von dem sich entwickelnden Embryo in den mütterlichen Organismus gelangen.

Beim nervösen Erbrechen sind es jedoch nicht schädliche Stoffe, die zum Übergeben führen, sondern dann sind es seelisch bedingte Konflikte, die »zum Kotzen« sind: Probleme im Beruf, Prüfungsangst oder Ekel.

Aber auch ernste Erkrankungen wie Störungen des Stoffwechsels, Verschiebungen der Gehörsteinchen, Durchblutungsstörungen im Innenohr oder ein Hirntumor können Übelkeit und Erbrechen auslösen. Daher ist es ratsam, bei häufiger Übelkeit den Arzt zu konsultieren.

Gegen Übelkeit und Erbrechen gibt es zahlreiche Medikamente und Hausmittel.

Doch nicht immer ist etwas zur Hand. Dann hilft die Akupressur.

Übelkeit

Ertasten Sie den hervorspringenden Ellenbogenknöchel. Gehen Sie einen Daumen breit den Oberarm hinauf. Sie finden eine Kuhle. Dort liegt der Punkt Dü 8. Massieren Sie hier kräftig aufwärts. Das wirkt beruhigend und krampflösend auf Leber und Herz. Massieren Sie immer an beiden Armen.

Zwei weitere Punkte finden Sie auf den Rippen. Folgen Sie der Linie der Brustwarzen nach unten, bis zur vorletzten Rippe. Ertasten Sie genau in dieser Linie ihren unteren Rand. Dort findet sich der Punkt MP 16, »Wehklagen des Bauches«. Akupressieren Sie ihn sanft dreimal täglich zwei Minuten lang, er wird sehr empfindlich sein.

Anschließend kommt sofort ein Punkt dran, den Sie zwei Finger breit genau unterhalb des Nabels finden (KG 6). Er sollte mit mittelstarkem Druck eine Minute lang aufwärts akupressiert werden.

Bei Schwangerschaftserbrechen beklopfen Sie den Punkt 3E 4. Sie finden ihn, wenn Sie auf der Handoberseite der Ringfingersehne zum Handgelenk folgen. Direkt an der Handgelenkfalte, etwa einen Millimeter in Richtung Mittelfinger, befindet sich ein kleines Grübchen. Hier massieren Sie, bis Ihnen besser ist, mindestens jedoch drei Minuten lang.

Beklopfen Sie mehrmals täglich das Handgelenk auf der Innenseite. Hier liegen Punkte des Herz- und des Perikardmeridians. Sie lösen Aufregung und Ängste, die eine Schwangerschaftsübelkeit begleiten können.

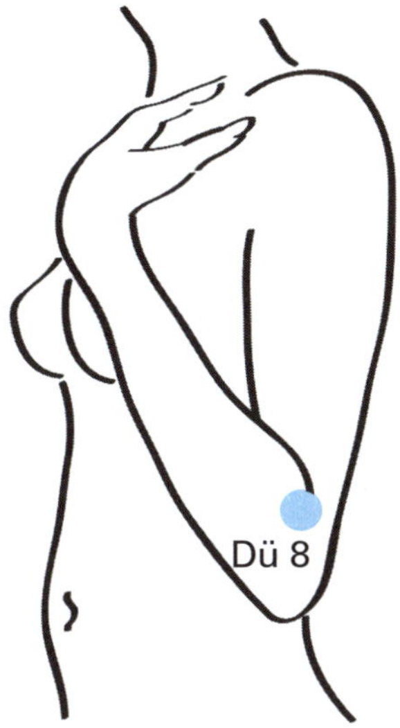
Dü 8

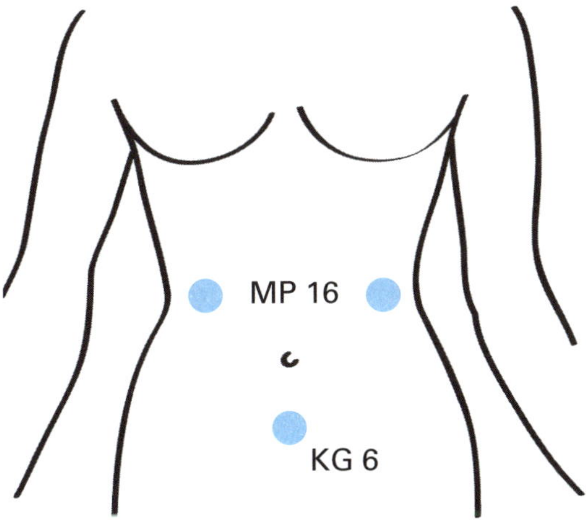
MP 16
KG 6

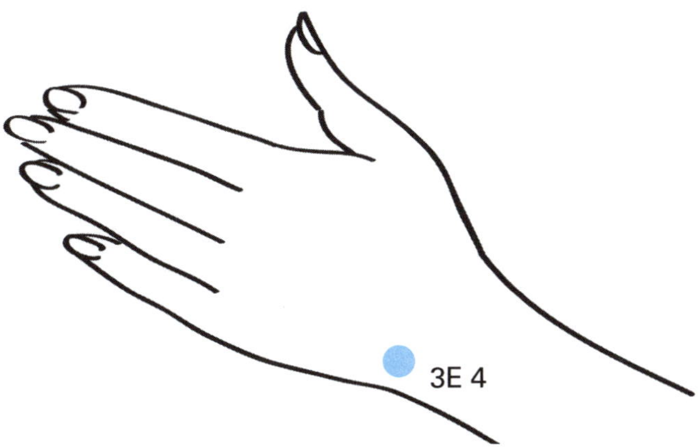
3E 4

Übergewicht

Raus aus der Diätfalle!

Jeder dritte Erwachsene wiegt zu viel! Die Anzahl übergewichtiger Kinder hat in den letzten Jahren stark zugenommen. Immer mehr Fertigprodukte, zu schnelles Essen, unregelmäßige Mahlzeiten und zu wenig Bewegung fördern die Problematik. In vielen Haushalten wird nicht mehr selber gekocht, einer erschreckende Anzahl von Frauen und Männern fehlen die Grundlagen des Kochens ebenso wie Kenntnisse über die Lebensmittel und deren Wirkung auf den Körper.

So werden Diäten gemacht, die viel versprechen, am Ende aber zu einem Jojo- Effekt mit verstärkter Gewichtszunahme führen.

Außerdem wird nicht immer beim Zusammenstellen des Speiseplans auf die lebensnotwendige Versorgung mit Nährstoffen geachtet. Die Folge: Man ist schlank, aber krank!

Besonders drastisches Hungern kann gefährlich werden. Davor warnen die Mediziner immer wieder, weil bei dieser Radikalkur die geringen körpereigenen Reserven an einigen wasserlöslichen Vitaminen sehr schnell erschöpft sind. Aber der Organismus ist gerade auf sie besonders angewiesen, weil ihre Aufgabe die Aufrechterhaltung des Nervensystems und die Blutbildung ist. Darüber hinaus wird das leichter lösliche Stützfett, welches die Organe umgibt, schneller abgebaut als der ungeliebte Speckgürtel. Die Folge sind Organsenkungen mit ernsten gesundheitlichen Problemen.

Müdigkeit und Konzentrationsschwäche sind die ersten Anzeichen einer diätischen Fehlernährung. Meist findet man sich mit den Beschwerden ab und hofft, dass alles von selbst wieder vergeht. Doch der Körper weiß sich zu wehren. Es kommt zu Heißhungerattacken.

Sollten Sie also eine Schlankheitskur planen, müssen Sie sorgfältig auf die Nahrungsauswahl achten. Außerdem ist die schonende Zubereitung wichtig, damit so viel Mineralien und Vitamine wie möglich erhalten bleiben. Warme Mahlzeiten fördern den Stoffwechsel. Gedünstetes Gemüse und Obst darf in großen Mengen gegessen werden. Dazu etwas Reis oder mal ein Stück Fleisch. Reis mit Obst bietet sich als Frühstück an, am Abend eher eine leichte Suppe. Obst und Salat sollten nie am Abend gegessen werden, wenn die Verdauung reduziert ist. Sie sind schwer verdaulich, bleiben im Darm liegen und führen zu Blähungen und einem erhöhten Alkoholspiegel im Blut.

Doch was hilft all der gute Wille, wenn man beim Abnehmen immer wieder vom Hungergefühl geplagt wird? Viele Menschen, die schlank werden wollen, brechen ihre Diät ab, weil sie von der Esslust übermannt werden. Das liegt daran, dass ihre Diät weder im Bereich der Nährstoffe noch in der geschmacklichen Vielfalt ausgewogen ist. Auch in einer Diät braucht der Körper zwischendurch etwas Süßes – genauso wie herb, bitter, scharf und salzig. Fehlt eine Geschmacksrichtung, sorgt der Heißhunger auf eben diesen Geschmack für den Ausgleich.

Die Akupressur kann Sie beim Abnehmen unterstützen.

Haben Sie generell zu viel gegessen, werden Sie in den ersten Tagen vielleicht unter Hungergefühlen leiden. Der Magen muss sich erst wieder verkleinern, um auch mit weniger zufrieden zu sein.

Der wichtigste Anti-Hunger-Punkt liegt genau zwischen Nase und Oberlippe (LG 26). Drücken Sie ihn fest, sobald Sie die ersten Hungergefühle verspühren. Halten Sie den Druck gut eine Minute und wiederholen Sie dies in kurzen Abständen.

Übergewicht

Ein anderer wichtiger Punkt liegt im Ohr oberhalb des Eingangs zum Gehörgang. Hier befindet sich die Mundzone. Massieren Sie hier mit dem Fingernagel. Das kann unangenehm sein, ist aber hilfreich.

Sie können Ihre Schlankheitskur mit der Akupressur auch unterstützen, indem Sie einen Punkt behandeln, der zwei Finger breit unter Ihrem Nabel liegt (KG 6). Massieren Sie ihn in diesem Fall mit kräftigem Druck in Richtung Nabel. Er unterstützt die Regulation der Flüssigkeiten im Körper und bewirkt, dass Ihr Körper vom Wasser, das sich bei Menschen mit Übergewicht angesammelt hat, befreit wird.

Zwei weitere Punkte befinden sich in der Mitte der untersten Rippen (M 25). Sie regulieren die Darmtätigkeit. Massieren Sie diese gleichmäßig und kreisförmig nur sanft zwei Minuten lang dreimal pro Tag – am besten jeweils eine halbe Stunde vor dem Essen.

Auch der Punkt MP 5 kann Ihre Bemühungen um eine Gewichtsreduktion unterstützen. Um ihn zu finden, folgen Sie dem Außenrand des Nagels Ihres großen Zehe auf dem Fuß in Richtung Knöchel. Dort angekommen ertasten Sie ein Grübchen am Knöchelrand. Hier befindet sich MP 5. Er löst Völlegefühl und Blähungen, hilft bei Müdigkeit und Antriebslosigkeit, die infolge einer Diät auftreten können (Entschlacken ist eine Anstrengung für den Körper). Außerdem leitet er Feuchtigkeit aus.

Denken Sie bitte auch daran: Ohne zusätzliche Bewegung kommt auch im Körper nichts in Bewegung. Das Fett bleibt kleben.

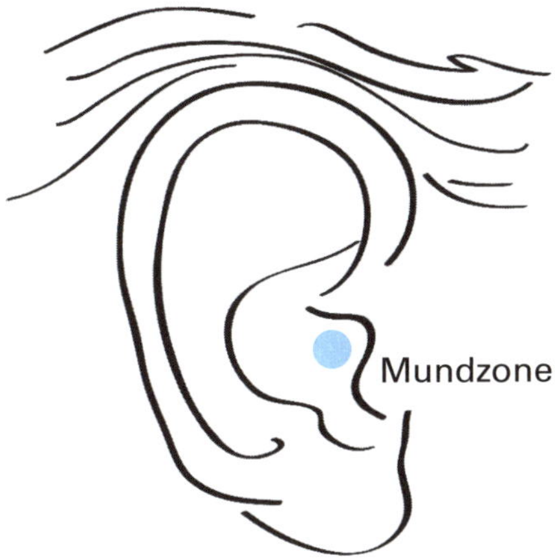
Mundzone

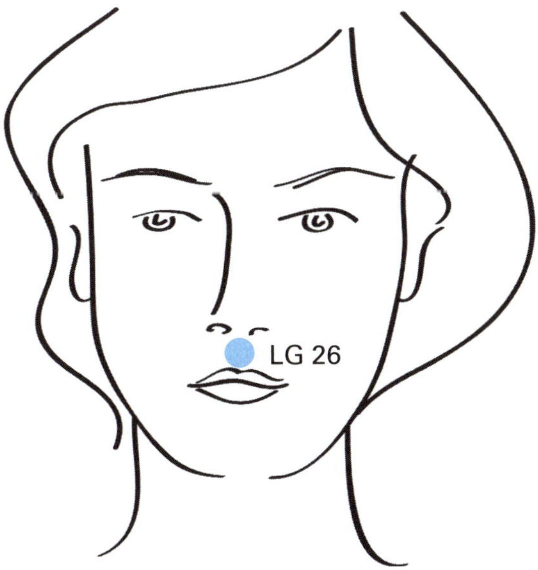
LG 26

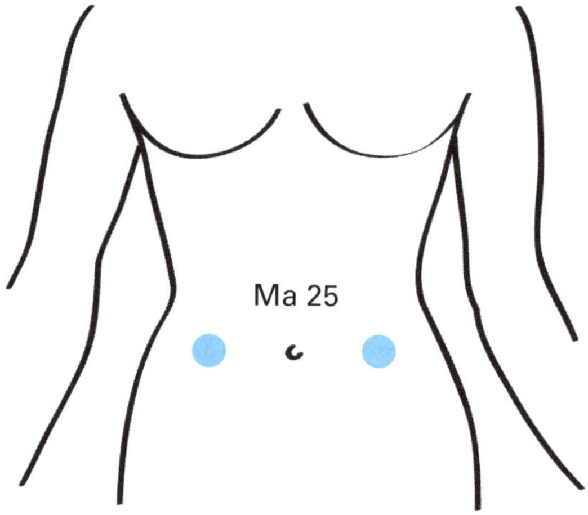
Ma 25

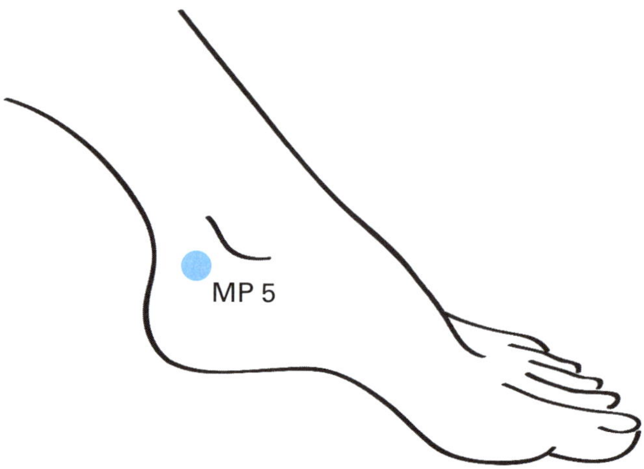
MP 5

Verdauungsbeschwerden

Unterstützen Sie Ihren Körper

Verdauungsbeschwerden können viele Ursachen haben. Vorangegangene Erkrankungen des Magens, des Darmtraktes oder der Bauchspeicheldrüse beeinträchtigen gegebenenfalls die Produktion von Verdauungssäften und Enzymen.

Aber auch falsche oder einseitige Ernährung, Bewegungsmangel oder Diätfehler können die Verdauung stark beeinträchtigen. Auch der Mangel an Flüssigkeit durch zu wenig Trinken kann eine Störung begünstigen und z. B. zu Verstopfung führen.

Blähungen enstehen nicht nur durch den Genuss blähender Speisen, sondern auch durch den falsch gewählten Zeitpunkt für die Aufnahme der Speisen. Essen Sie daher Rohkost nie am Abend.

Bauchschmerzen nach dem Essen können auch Zeichen einer chronischen Darmerkrankung sein, besonders, wenn Durchfall hinzukommt. Ebenso sollte ein Wechsel zwischen Durchfall und Verstopfung unbedingt von einem Arzt abgeklärt werden.

Im Kapitel zur Bauchspeicheldrüse haben Sie schon eine Anleitung, die Verdauungsenzyme in Schwung zu bringen. Im Kapitel zu Magenbeschwerden finden Sie Anleitungen, die gestörte Aktivität des Magens zu harmonisieren.

Hier wollen wir nun dem Darm noch etwas Aufmerksamkeit schenken, denn in ihm findet der größte Teil der Verdauung statt.

Verdauungsbeschwerden

Der Punkt GB 42 reguliert die Verdauungssäfte. Er befindet sich auf dem Fußrücken, etwa drei Finger oberhalb des Ansatzes der vierten Zehe. Massieren oder beklopfen Sie diesen Punkt einige Minuten lang und öfter am Tag.

Der Punkt Dü 3 wirkt ebenfalls ausgleichend auf die Verdauung. Er liegt nahe der Handaußenkante, einen Finger breit unterhalb des Grundgelenks Ihres kleinen Fingers. Massieren sie diesen Punkt mehrmals täglich vor dem Essen.

Der nächste Punkt, der den Unterleib harmonisiert, ist der Punkt B 53. Um ihn zu finden, legen Sie die Hände in die Taille, der Daumen zeigt dabei nach vorn, die Finger zum Rücken. Dort, wo die Spitze des Mittelfingers den Rücken berührt, findet sich der Punkt. Beklopfen Sie ihn rhythmisch mindestens drei Minuten lang.

Bei Verdauungsbeschwerden mit Durchfällen (auch bei nervösen Durchfällen) kann der Punkt N 13 helfen. Ertasten Sie den Schambeinrand. Wandern Sie zwei Finger breit zur Seite und drei Finger breit aufwärts. Massieren Sie beidseitig in kreisenden Bewegungen für mehrere Minuten.

Auch Verstopfung gehört zu den Verdauungsbeschwerden. Mangelnde Flüssigkeit, aber auch fehlende Bewegung und innerliches Festhalten auf emotionaler Ebene kann dazu führen. Bewegung bringt den Darm in Schwung. Haben Sie keine Zeit für Sport, sollten sie mehrmals täglich den Bauch kräftig einziehen – dabei ausatmen und mit einem tiefen Einatmen wieder hervorschnellen lassen.

Die Akupressur unterstützt Sie darin, den Darm wieder zu aktivieren. Zwei Punkte auf dem Lebermeridian sind die ersten Punkte, die Sie behandeln sollten. Le 1 liegt an der Großzehnagelfalz an der Seite zur zweiten Zehe. L3 liegt auf dem Fußrücken, drei Finger breit von Le 1 entfernt. Massieren Sie beide Punkte gleichzeitig, nacheinander an beiden Füßen.

Vier Finger breit über dem Bauchnabel finden Sie den Punkt KG 11. Er harmoniesiert Magen und Darm.

Die »Drachenquelle« N2 ist ein Punkt, der das Blut kühlt, Harnverhalten und Verstopfung beseitigt und die Psyche harmoniesiert. Er befindet sich an der Fußinnenseite im Bogen des Fußgewölbes, etwa eine Hand breit von der Ferse entfernt. Wird er benötigt, ist er empfindlich. Massieren oder beklopfen Sie ihn mehrmals täglich für einige Minuten.

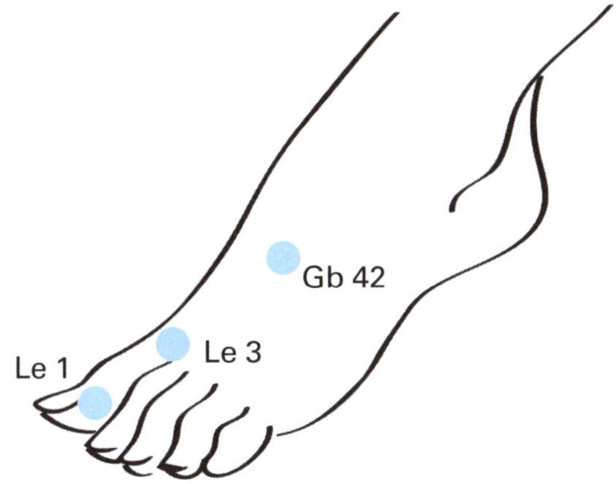

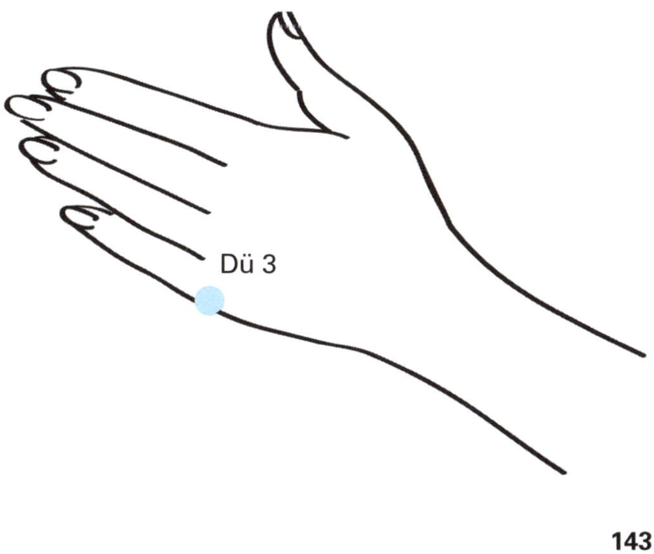

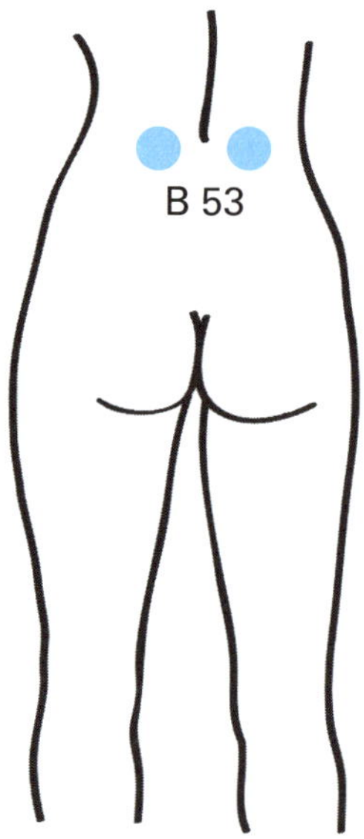
B 53

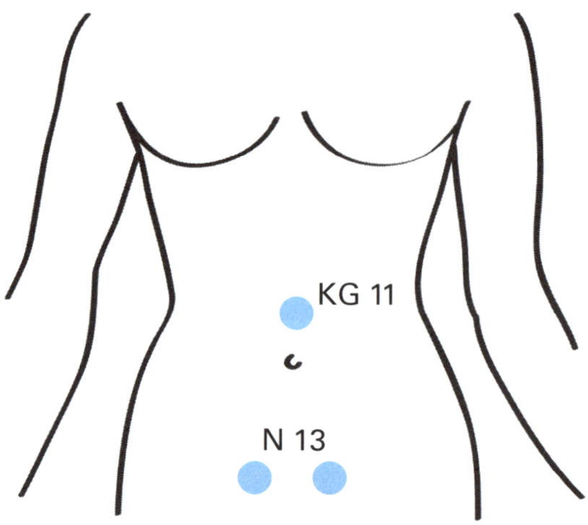
KG 11
N 13

Vergesslichkeit

Trainieren Sie Ihr Gehirn!

Zu den eindrucksvollsten Leistungen des menschlichen Nervensystems gehört die Fähigkeit, bereits zurückliegende Erlebnisse, Eindrücke, Erfahrungen und Empfindungen speichern zu können, daraus zu lernen, zu vergleichen und letztlich auch vorausschauend denken zu können. Allerdings werden im Gedächtnis nicht sämtliche Informationen gleichrangig gespeichert, sodass nicht alle gleichermaßen abgerufen werden können.

Vielen Menschen im fortgeschrittenen Alter gelingt es ohne Weiteres, ein Gedicht, das sie einst während der Schulzeit gelernt haben, ohne Stockungen vorzutragen. Es bleibt also im Gedächtnis, obwohl bereits Jahrzehnte vergangen sind. Das Langzeitgedächtnis hat das Gedicht gespeichert. Dagegen kann es passieren, dass diese Menschen eine Information vom Vortage völlig vergessen haben oder dass ihnen ein Name, der kurz zuvor genannt wurde, einfach nicht mehr einfallen will. Das Kurzzeitgedächnis hat die Information nicht an das Langzeitgedächtnis weitergegeben.

Jeder von uns vergisst mal etwas. Geschieht dies in jungen Jahren, wird entschuldigend von »Schusseligkeit« gesprochen. Ist hingegen davon ein älterer Mensch betroffen, heißt es sofort: »Typische Verkalkung!«.

Beides kann falsch sein. Nach den neuesten wissenschaftlichen Erkenntnissen sind nachlassende Merk- und Konzentrationsfähigkeit nur in rund 20 Prozent aller Fälle auf eine Arteriosklerose, also eine Verengung der das Gehirn versorgenden Blutgefäße, zurückzuführen. Dagegen können auch viele andere Krankheiten eine Rolle spielen, wenn das

Gehirn nicht mehr ausreichend mit Blut, Hormonen, Nähr- und Sauerstoff versorgt wird.

Oft verstecken sich hinter der Vergesslichkeit auch Stoffwechselstörungen oder Mangelerscheinungen. Ein starker Mangel des Vitamins B12 kann z. B. Symptome der Alzheimererkrankung hervorrufen.

Ferner sollte man bedenken, dass die Funktionstätigkeit des Gehirns durch Missbrauch von Suchtmitteln wie Alkohol, Nikotin sowie Drogen ganz besonders bedroht ist. Und gar nicht so selten wird das Gedächtnis durch Medikamente, vor allem Beruhigungs- und Schlafmittel, geschädigt.

Natürlich ist es nicht zu bestreiten, dass der naturgegebene biologische Abbau im Alter und die Erbfaktoren entscheidend mitwirken, wenn Hirnleistungsstörungen auftreten. Widerlegt wurde aber die bisher gängige Theorie, dass von Geburt an jeden Tag rund einhunderttausend Gehirnzellen absterben würden. Dagegen haben umfangreiche Analysen gezeigt, dass die Verkleinerung des Gehirns mit wachsendem Alter nicht auf Verluste, sondern auf eine Schrumpfung der einzelnen Zellen zurückgeht – vermutlich weil mehr und mehr Wasser aus dem Gewebe verschwindet. Das erklärt auch die Erfolge besonders entwickelter Trainingsprogramme zur Steigerung der geistigen Leistungsfähigkeit. Mit den entsprechenden Büchern, Karten und Computerprogrammen konnten intellektuelle Ausfälle im Alter oder nach langer Krankheit deutlich vermindert werden – was bei abgestorbenen Gehirnzellen eigentlich unmöglich wäre.

Sie können Ihr Gehirn auch mit der Akupressur trainieren! Dazu legen Sie Ihren Mittelfinger auf Ihre Schädelmitte, und zwar auf eine gedachte Linie zwischen Ihren beiden Ohrspitzen (LG 20). Anschließend legen Sie die anderen Finger und Ihren Daumen auf jene Stellen, die sich jeweils zwei Finger breit links und rechts von Ihrem Mittelfinger sowie davor und dahinter befinden (Dies sind die vier Einzelpunkte des PaM 1 – »vier kluge Götter«), und akupressieren nun gleichzeitig diese fünf

Punkte, indem Sie sie mit kräftigem Druck fünf bis zehn Minuten lang nach vorne massieren. Sie können diese Punkte alternativ auch beklopfen. Machen Sie diese Übung täglich dreimal. In der Edukinästhetik wird diese Übung auch »die Denkmütze« genannt.

Zwei weiterere Akupressurpunkte gegen Vergesslichkeit befinden sich auf Ihrem Bauch. Legen Sie Ihren Zeigefinger drei Finger breit genau unter Ihren Nabel (KG 6) und massieren Sie diese Stelle drei Minuten auch recht energisch nach oben – ebenfalls täglich dreimal. Ergänzen Sie diese Akupressur durch eine Massage des Punktes KG 12, fünf Finger breit über dem Bauchnabel. Beide Punkte fördern die geistige Ausgeglichenheit.

An den Fingerspitzen befinden sich Sonderpunkte, die das Gehirn positiv beeinflussen. Als »Hakini-Mudra« gehalten wird der Atem vertieft und der Gedankenfluss zentriert. Dazu legen Sie einfach die Fingerspitzen beider Hände gegeneinander und halten diese Position einige Minuten.

Ein Beklopfen der einzelnen Fingerkuppen weckt das Gehirn auf. Besonders nach der Mittagspause können Sie so Konzentration und Gedächtnisleistung ankurbeln.

TIPP: Das Üben bildhaften Erinnerns fördert die Merkfähigkeit. Versuchen Sie alles, was Sie sich merken wollen, mit inneren Bildern zu verknüpfen. Das Gehirn kann leichter auf Bilder zurückgreifen als z. B. auf Töne bzw. Sprache.

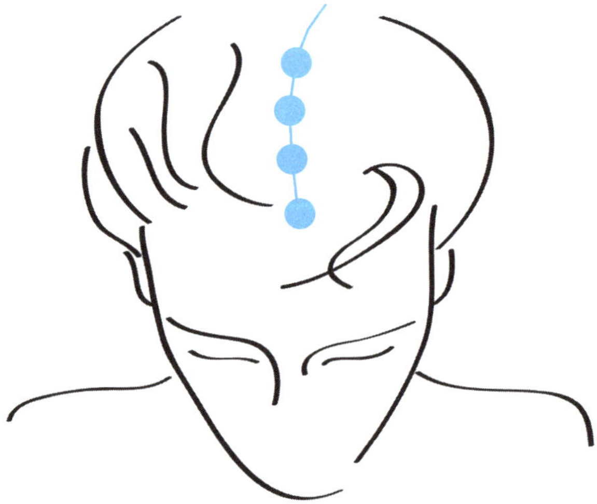

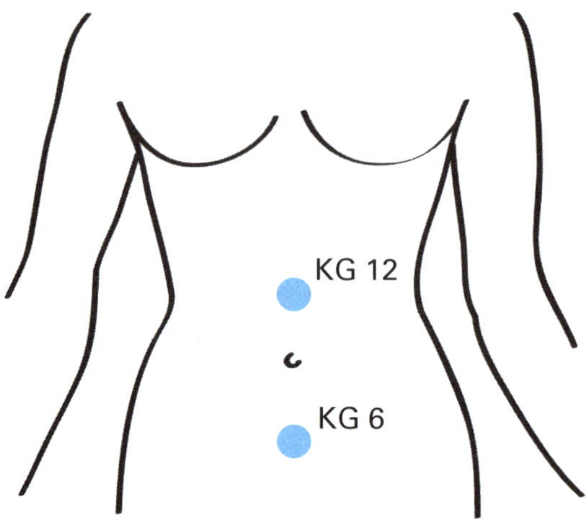
KG 12
KG 6

Wechseljahre

Wie Sie diese Zeit problemlos überstehen ...

Die Wechseljahre (Klimakterium) werden durch eine altersbedingte Abnahme der in den Eierstöcken (Ovarien) produzierten Geschlechtshormone (Östrogene) ausgelöst, die etwa um das 45. Lebensjahr beginnt. Dabei kommt es zu Umstellungen in der Hormonproduktion der Eierstöcke. Jeder Eierstock enthält bei der Geburt etwa eine bis zwei Millionen Eibläschen (Follikel). Diese Zahl verringert sich während der Pubertät auf etwa 250.000 Follikel und nimmt danach ständig ab, bis mit durchschnittlich fünfzig Jahren keine Follikel mehr vorhanden sind. Dadurch sinkt der Östrogenspiegel im Körper ab. Wichtigstes Östrogen ist nicht mehr Östradiol, sondern jetzt Östron. Dieses spezielle Östrogen wird im Fettgewebe des Körpers unter Zuhilfenahme der Nebennierenrinde produziert. Die Nebennierenrinde beginnt jetzt vermehrt das männliche Hormon Testosteron zu produzieren, das im Fettgewebe zu Östron umgebaut werden kann.

Daher der Begriff »Wechseljahre« – die Hormonproduktion wechselt sozusagen zu den Nebennieren.

Über 20 Prozent der Frauen spüren nichts oder nur wenig von den Wechseljahren. Bei ihnen reguliert sich der Organismus ganz von selbst.

In dieser Zeit verändert sich auch die Hormonproduktion im Gehirn. Es werden vermehrt Hormone aus der Gruppe der Gonadotropine, insbesondere das Follikelstimulierende Hormon (FSH), ausgeschüttet.

In den Wechseljahren fühlen sich viele Frauen aufgrund der durcheinandergeratenen Hormone unausgeglichen. Es kommt bei einigen zu Unruhezuständen und Ängsten, bei anderen vermehrt zu körperlichen Beschwerden wie Hitzewallungen (die fehlende Blutung verhindert die Ausleitung von Hitze), Nachtschweiß, Schlafstörungen und Konzentrationsschwäche. Manche Frauen leider sowohl unter körperlichen als auch unter psychischen Beschwerden.

Die Libido kann vorrübergehend weniger werden, was bei einigen Frauen die Sorge auslöst, ob sie noch zu körperlicher Liebe fähig sind. Es ist jedoch erwiesen, dass nach dem Durchleben der Wechseljahre die Freude an sexueller Aktivität genauso stark vorhanden ist.

Für die o. g. Hormonproduktion in den Fettzellen kann es zu einer vermehrten Bildung von Körperfetten und damit zu einer Gewichtszunahme kommen. Der Stoffwechsel kann sich verlangsamen und dies forcieren. Mit einer gesunden Ernährung und Bewegung lässt sich das wieder ausgleichen.

Die unangenehmen Begleiterscheinungen der Wechseljahre können mithilfe der Akupressur gemildert werden.

Wichtig ist die Ausleitung von Hitze aus dem Kopf. Dabei unterstützen Sie die Punkte D4 und Leber 1.

Kommt die Hitze zusammen mit Schweißaubrüchen kann der Punkt B 31 hilfreich sein. Er befindet sich ca. eine Hand breit über dem Steißbein, einen Daumen breit rechts und links neben der Wirbelsäule. Massieren Sie hier mit kräftigem Druck abwärts. Auch der Punkt N 19 kühlt Hitze. Er ist nicht ganz einfach zu finden. Etwa auf halber Strecke zwischen Brustbein und Bauchnabel, jeweils zwei Finger breit rechts und links der Mittellinie wird sanft geklopft oder kreisförmig massiert.

Für die folgende Akupressurbehandlung brauchen Sie Unterstützung von einem Partner, da sich die Punkte auf dem Rücken zwischen den

Schulterblättern links und rechts neben der Wirbelsäule befinden. Folgen Sie der Achselhöhle zur Wirbelsäule in gerader Linie. Gehen Sie nun zwei Finger breit rechts und links der Wirbelsäule wieder nach außen und ebenfalls zwei Finger breit nach oben. (Genaue Höhe in Linie des fünften Brustwirbels). Sie können den Knochen des Schulterblattes fühlen. Hier massieren Sie kräftig eine halbe Minute lang mit mittelstarkem Druck. Dabei schieben sie die Haut hin und her, auf beiden Seiten gleichzeitig. Führen Sie dies wenn möglich dreimal täglich durch. Dieser Punkt (Bl 15) hilft bei Unruhe, Ängsten, Beklemmungen und Hitzewallungen.

Eine ayurvedische Ernährung, speziell für die Wechseljahre, kann Sie darüber hinaus unterstützen, die Begleiterscheinungen zu mindern.

TIPP: Bevorzugen Sie in den Wechseljahren schon bei den ersten Unregelmäßigkeiten im Zyklus alle Wurzel- und Blattgemüse, milde Gewürze und Küchenkräuter wie Koriander, Kurkuma, Ingwer, Fenchel, Basilikum und essen Sie täglich etwas Knoblauch und Kresse. Frische Milch, Hülsenfrüchte, Nüsse und Trockenfrüchte sind ebenfalls sehr zu empfehlen.

Bei starken Hitzewallungen wirken diese Speisen besonders kühlend: grüne Salate, Rohkost und bittere Gemüse (wie Spinat, Mangold, Artischocken), Melonen, Gurken und Bananen. Zusätzlich kühlender Kräutertee aus 1/2 EL Koriander-, Cumin- und Fenchelsamen. Auch Salbei, Frauenmantel und Zinnkraut zeigen eine ausgleichende Wirkung.

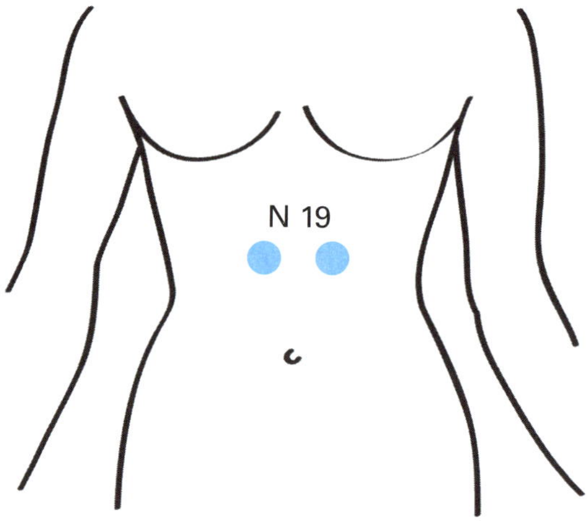
N 19

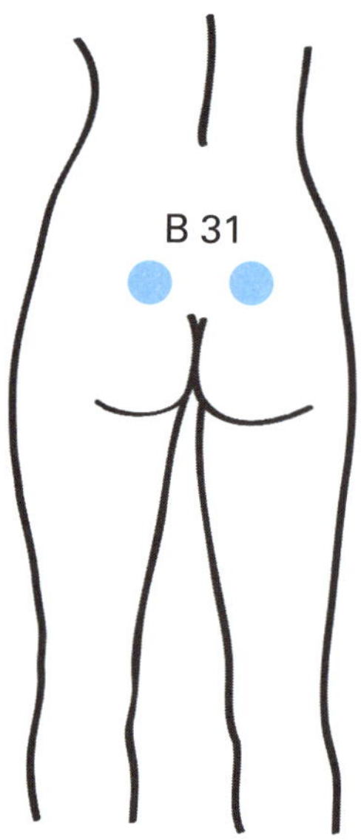
B 31

Wetterfühligkeit

Sie können viel für Ihr Wohlbefinden tun

Etwa jeder zweite Bundesbürger leidet unter Wetterfühligkeit, ältere mehr als junge, Frauen mehr als Männer. Wenn sich das Klima von einem Tag zum andern völlig verändert, führt dies bei vielen Menschen zu Beschwerden: Sie leiden unter Kopf- und Halsschmerzen, Husten, Übelkeit. Und der Wetterumschwung drückt aufs Gemüt – schlechte Laune ist allenthalben anzutreffen.

Warum unser Körper auf einen Wetterwechsel reagiert, hat die Medizin noch nicht erkannt. Die Wetterfühligkeit tritt bei Menschen auf, deren vegetatives Nervensystem ohnehin überlastet ist. Der Körper kann den zusätzlichen Stress nicht gut verkraften. Hält sich ein wetterfühliger Mensch an einem Ort mit konstantem Klima auf, stellen sich die sonst üblichen Beschwerden nicht ein.

Was kann man gegen Wetterfühligkeit tun? Zur Tablette greifen? Die betäubt nur das Unwohlsein, aber beim nächsten Wetterumschwung ist es wieder da. Eine bessere Wirkung hat die Akupressur.

Bei Wetterfühligkeit bieten sich eine ganze Reihe von Körperregionen zur Akupressur an, daher müssen Sie selbst ausprobieren, bei welchem Punkt Sie am besten »anspringen«. Nicht immer tritt die Wirkung sofort ein. Dann ist es hilfreich, eine Punktkombination täglich zu behandeln, um den Körper sanft umzustimmen.

Ein einfacher und hilfreicher Punkt liegt in der Handinnenfläche.

Wetterfühligkeit

Pe 8 finden Sie ganau mittig des Handgelenks, etwa 3 Finger von der Handgelenkfalte zur Mitte der Handfläche hin. Massieren Sie ihn mehrmals täglich kräftig. Er wirkt positiv bei Stimmungsschwankungen, Energiemangel, Kältegefühlen, Ängstlichkeit, Beklemmungsgefühlen und unkontrollierten Gefühlsregungen.

Ebenfalls an der Hand, zwischen dem Ringfinger und dem kleinen Finger liegt der Punkt 3E 2. Greifen Sie das Schwimmhäutchen und drücken Sie es kräftig. Dies hilft besonders, wenn Sie sich unruhig und nervös fühlen, Ohrensausen, Schreckhaftigkeit oder Frösteln Sie plagen.

Immer an beiden Händen akupressieren.

Ein weiterer Punkt befindet sich auf der Schulter (3E 15). Sie finden ihn, wenn Sie vom äußeren Schulterrand vier Finger breit in Richtung Hals greifen und dann einen Finger breit nach hinten. Massieren oder klopfen sie hier kräftig, auch mehrmals täglich.

Der nächste Punkt bei Wetterfühligkeit liegt auf dem Fußrücken. Es ist der Punkt M 42. Um ihn zu finden, beugen Sie das Knie etwas nach vorn. Es ensteht eine deutliche Falte zwischen Fuß und Schienbein. Von dieser Falte gehen Sie zwei Finger breit auf den Fußrücken, in der Linie des zweiten Zehs. Hier klopfen Sie einige Minuten.

Wenn Sie sich müde und schlapp fühlen, beklopfen Sie sanft den rechten Unterbauch im Bereich der Leber. Sie erreichen hier verschiedene Punkte auf verschiedenen Meridianen (Milz-Pankreas, Magen und Leber), die Ihre Energien wieder mobilisieren können.

Noch etwas: Wenn sich bei Ihren Akupressurbemühungen nicht gleich eine Linderung einstellt, sollten Sie nicht verzagen. Akupressur wirkt anders als eine Tablette. Dafür stärkt sie auf längere Sicht die Abwehrkräfte und wirkt vorbeugend.

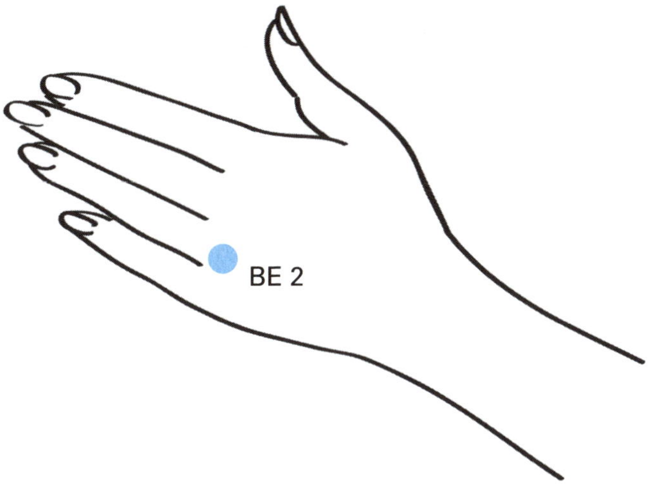
BE 2

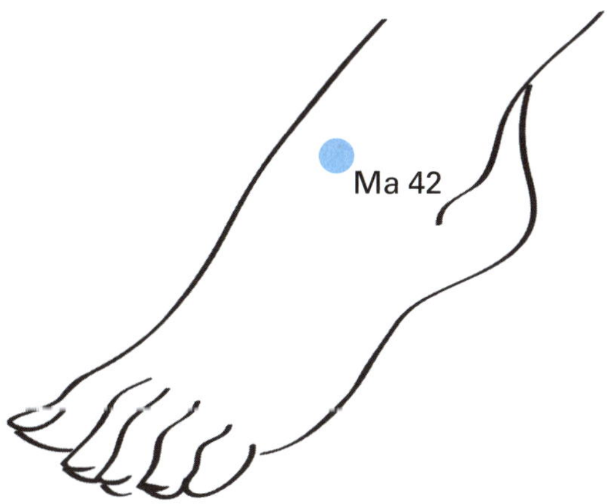
Ma 42

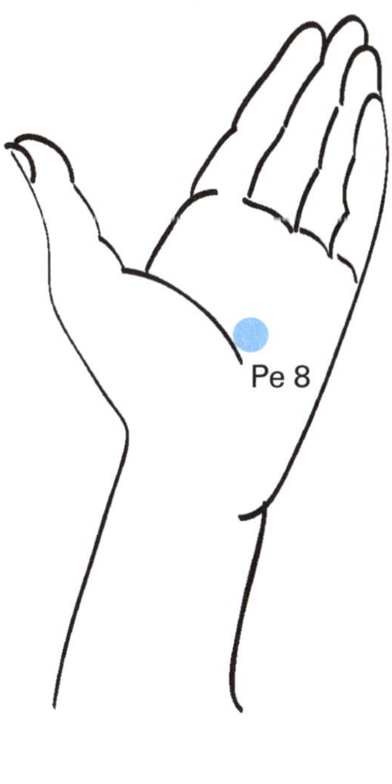
Pe 8

Meridiane

Verlauf der paarigen Meridiane

Lungenmeridian (Lu) – vom Thorax zu den Fingerspitzen
Dickdarmmeridian (Di) – von den Fingerspitzen zum Gesicht)
Magenmeridian (Ma) – Vom Gesicht zu den Zehenspitzen
Milz-Pankreas-Meridian (MP) – von den Zehenspitzen zum Thorax
Herzmeridian (He) – vom Thorax zu den Fingerspitzen
Dünndarmmeridian (Dü) – von den Fingerspitzen zum Gesicht
Blasenmeridian (B) – vom Gesicht zu den Zehenspitzen
Nierenmeridian (N) – von den Füßen zum Thorax (Perikard)
Perikardmeridian* (Pe) – vom Thorax zu den Fingerspitzen
3-Erwärmer-Meridian (3E) – von den Fingerspitzen zum Gesicht
Gallenblasenmeridian (Gb) – vom Gesicht zu den Zehenspitzen
Lebermeridian (Le) – von den Zehenspitzen zum Thorax (Lunge)

Nach traditioneller Sicht der chinesischen Medizin stehen die Meridiane in einer Wechselbeziehung zu den Organen.

Unpaarige Meridiane

Konzeptionsgefäß (KG) – auf der vorderen Mitte des Körpers
Lenkergefäß (LG) – auf der hinteren Mitte des Körpers
Ihre Aufgabe liegt in der Regulierung der Yin-Yang-Harmonie

* Der Perikardmeridian wird in einigen Lehrbüchern auch »Kreislauf-Sexualität« genannt.

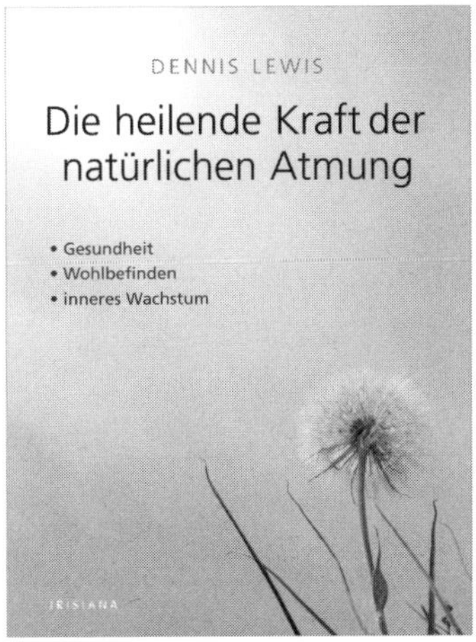

Dennis Lewis

Die heilende Kraft der natürlichen Atmung

Gesundheit, Wohlbefinden, inneres Wachstum

208 Seiten, Broschur
ISBN: 978-3-7205-5055-0

Eine natürliche, bewusste Atmung wirkt sich förderlich auf die gesamte Gesundheit aus, sie verbessert die Funktionen und die Leistungsfähigkeit sämtlicher innerer Organe. Dieses Buch beschäftigt sich mit der Komplexität der menschlichen Atmung und begegnet Zeiterscheinungen wie Stress, Konzentrationsprobleme, Erschöpfung u.v.m. mit einem ganzheitlichen Ansatz. Zahlreiche Abbildungen ergänzen und veranschaulichen die theoretischen Ausführungen, und führen dem Leser die praktische Umsetzung vor Augen.

IRISIANA

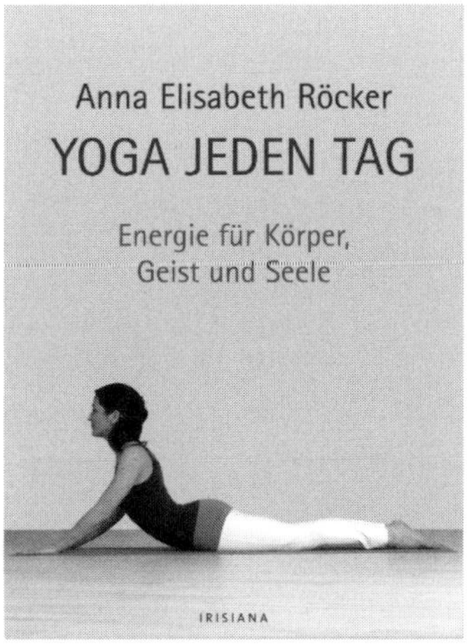

Anna Elisabeth Röcker

Yoga jeden Tag

Energie für Körper, Geist und Seele

192 Seiten, Broschur
ISBN: 978-3-7205-5051-2

Anna Elisabeth Röcker erklärt in diesem Standardwerk, welche Yoga-Richtung sich für Ihre individuellen Bedürfnisse eignet und welche speziellen Übungen sie konkret für einen bestimmten körperlichen, seelischen oder mentalen Zustand anwenden können. Ein kurzer Überblick über die einzelnen Yoga-Richtungen zeigt, woher diese stammen und was sie unterscheidet.

IRISIANA